"志玲博士"帮你越过

儿童用药的

28个雷区

李志玲

编著

U0276762

上海科学技术出版社

图书在版编目(CIP)数据

"志玲博士"帮你越过儿童用药的 28 个雷区 / 李志玲编著.
—上海:上海科学技术出版社,2020.1
ISBN 978 - 7 - 5478 - 4592 - 9

Ⅰ.①志…　Ⅱ.①李…　Ⅲ.①小儿疾病–用药法
Ⅳ.①R720.5

中国版本图书馆 CIP 数据核字(2019)第 230586 号

"志玲博士"帮你越过儿童用药的28个雷区
李志玲　编著

上海世纪出版(集团)有限公司
上海科学技术出版社 出版、发行
(上海钦州南路 71 号　邮政编码 200235　www.sstp.cn)

浙江新华印刷技术有限公司印刷

开本 787×1092　1/16　印张 10.5
字数:100 千字
2020 年 1 月第 1 版　2020 年 1 月第 1 次印刷
ISBN 978 - 7 - 5478 - 4592 - 9/R · 1926
定价:48.00 元

本书如有缺页、错装或坏损等严重质量问题,
请向工厂联系调换

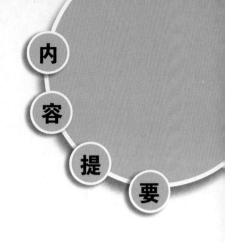

　　宝宝咳嗽、感冒、发热、拉肚子，家长应该怎么应对？家中药物很多，哪些可以给宝宝吃，哪些不能？大人吃的药物，孩子能用吗？去药店给宝宝买药物，种类繁多，该怎么选择？

　　儿童用药"雷区"众多，用药规范不能忽视。作为家长，应该在专业医生、药师的指导下，结合自家宝宝的情况，严格按照用药规范为宝宝用药，尽可能避免"踩雷"。本书将通过儿童用药最常见的 28 个"雷区"，向家长朋友们全方位普及儿童用药知识。宝贝的用药安全，专家和家长共同护航！

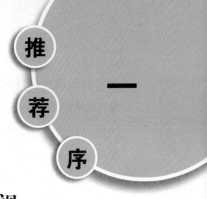

儿童安全用药科普需重视

　　曾溢滔院士推荐我为李志玲博士编著的《"志玲博士"帮你越过儿童用药的28 个雷区》一书作序。领受任务后,我认真看了李博士专程送来的书稿。读着读着,益发感觉这本书所直面的主题——儿童安全用药——真的是"雷区"多多,亟待专业人士站出来"扫雷"。研究数据显示,在中国,儿童安全用药的现状非常不乐观。中国关心下一代工作委员会和原国家食品药品监督管理总局(CFDA)联合进行的"儿童安全用药大调查"显示,我国儿童不合理用药占比高达 12％～32％。最新发布的《国家药品不良反应监测年度报告(2016 年)》显示,2016 年药品不良反应/事件病例报告中,14 岁以下儿童患者占比达到9.9％。我国儿童药物不良反应率是成人的 2 倍,新生儿的不良反应率则是成人的 4 倍,每年因不良用药导致死亡的人口中儿童占 33％。

　　专家解释说,导致儿童用药问题的原因是多方面的,比如儿童专用药物种类很少,药物说明书中儿童用药的指导不够明确等。还有一个很大的因素是家庭用药存在隐患。当孩子出现感冒、咳嗽、发热等常见病症时,家长们通常选择自行前往药店购买药物,或者把成人用的药直接拿给孩子吃,在用药方面缺乏规范指导,存在较大的隐患。从我们科普工作者的角度来看,这样大的群众需求正是科普工作有所作为的发力点。

　　其实,现在儿童医学科普图书,包括具体到儿童用药指导方面的科普图书并不少见,其中也有一些上乘之作,但是能够做到非常贴心地针对患儿及其家长的用药误区,给予"说明书式"精准科普的尚不多见。因此,当看到一批像李志玲博士这样,虽忙碌在临床诊疗一线,但仍热衷于向广大患者进行卓有成效科普的药师和医生,我和科普界同行的内心是非常敬佩和欣慰的。

　　李志玲博士既是儿科医生又是药师,认识李志玲博士的人,包括很多患者家属都亲切地称呼她"志玲博士"。她勤奋敬业、业绩突出,但她给我最深的印象还是待人真诚、亲切周到。十几年来,她一直奋斗在儿童安全用药的一线,不厌其烦地解答患者的问题,为大众科普儿童用药知识。她的每一次积极科普,都可能使得一些孩子免受不合理用药的伤害,这种科普的价值难以估量。日积月累,真的是一件"功德无量"的事!

本书作者李志玲博士还是中国科普作家协会医学科普创作专业委员会安全用药科普学组的组长。据我所知,李志玲博士带领全国的学组成员致力于推广安全用药科普。她累计 40 多次用科普文章、视频、音频、现场讲课等方式,通过新华社、上海人民广播电台、SMG 新闻综合频道、中国电信 IPTV 电视频道、FM899 驾车调频等大众传媒方式,以及亲自到幼儿园、社区等线下讲座,进行了许多关于儿童安全用药的科普推广活动。

在大量针对儿童用药安全科普讲座和活动的基础上,李博士对广大家长在儿童用药上常见的误区和她在讲座中被提问最多的问题,一一作了梳理,列出 28 个儿童用药隐患最多的"雷区",对它们逐一进行解读,给出直接明了的建议和应对措施。因此,针对性和简明性是本书的一大特点。据李博士介绍,这本书的最初写作起因还是来自出版社的编辑,那位编辑不止一次地在听众席上听"志玲博士"讲课,在为内容吸引的同时也感受到现场的火爆。也可以说,是广大患儿及其家长的迫切需求成就了这本书。

在祝贺本书出版之时,期待更多像李志玲博士这样的一线医务工作者加入医学科普的行列,也期待上海的健康科普事业不断创新出彩。

上海市科普作家协会秘书长

江世亮

2019 年 7 月

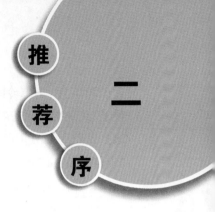
全年无休——
宝宝用药　药师护航

儿童是民族的未来与希望，儿童的健康关系到国家昌盛与民族复兴的伟业。"没有全民健康，就没有全民小康"，儿童健康是全民健康的起点与主要组成部分。由于儿童有其特殊的生理、心理、社会特点，不是成人的缩小版，药物在儿童体内的反应过程与成人也有很大差异。一些在成人中少见的不良反应容易出现在儿童身上，从而引起严重不良反应。儿童安全用药形势严峻，已经越来越受到关注。医生为患儿提供诊治方案，临床药师用专业知识给孩子用药提供指导和预警，在合理、安全、有效用药方面提供有力的保障，也让儿童药物治疗更加精准和个体化。

临床药师在中国发展时间还不长，但发展速度很快。在医疗改革的大背景下，医院药学体制也在加速转型，临床药师的作用日益凸显。临床药师一方面从事药学查房，另一方面也积极开展临床用药咨询与科普。李志玲博士是我院优秀临床药师的代表，她朝气蓬勃、充满热情。2014年4月，上海市儿童医院在行业领域中率先开启微信服务号。2014年5月，在药学部主任的指导下，李志玲博士团结药学部的年轻硕士、博士药师，一起创办了"儿童用药问答"这个免费儿童用药咨询微信号，一年365天不间断地免费为患儿提供服务，至今已经免费服务了6年。作为一线医疗卫生行业管理者，我深知健康科普工作的不易，要持之以恒、保持激情更不容易。李志玲博士及其他临床药师几年如一日，通过微信平台不厌其烦地回复患儿家长的问题，实在令人钦佩。此外，她还活跃在各个科普平台，用科普文章、视频、音频、现场讲课等多种方式，在电视、广播、幼儿园、社区等进行儿童安全用药的科普推广。每次面对家长，她都热情、亲切、温暖，在业余时间用专业知识孜孜不倦地回答问题，践行着"为儿童服务就是幸福"的宗旨，用自己的奉献为孩子的用药安全保驾护航。

2016 年，李志玲博士去了哈佛大学附属波士顿儿童医院做访问学者，又开设了"儿童精准用药门诊"，用自己的阳光心态和专业知识给孩子带来乐观和健康。入职上海市儿童医院以来，李志玲博士已经获得了很多荣誉，比如上海市"十佳医技工作者"、"丁香人才杯"首届药学实践专注极致奖、上海市优秀临床药师、上海交通大学医学院"青年十杰"等。

医者之路无止境，她不断学习、更新知识，以求为家长们传递更科学、更实用的用药知识。这也在本书中得到了很好的体现。本书内容非常实用，着眼于家长们最关心的问题，也是特别容易"踩雷"的问题，李志玲博士对这些问题进行一一解答，还提出了很多贴心的"敲黑板划重点"，希望家长们能够从中获取科学、精准的用药知识，从而守护孩子健康成长。

上海市儿童医院/上海交通大学附属儿童医院院长

于广军

2019 年 7 月

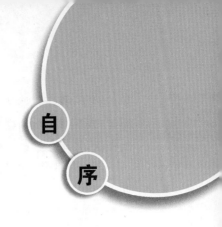

和我一起，做宝宝
健康成长的护航人

　　不知不觉，在医学圈已经摸爬滚打了 20 余年，从最初的"小心翼翼"，到中途的"疲惫不堪"，再到现在的"乐在其中"，这一路走来有汗水、泪水，也有欢快和满足。

　　医务人员的工作就是不断地重复那些老生常谈的道理，比如"不要感冒了就给孩子打抗生素""孩子发热大概率不会'烧坏'脑子"……我是一名儿科医生，但更多的时候我是一位儿科药师。当我在儿童精准用药诊室，面对患儿家长的咨询，每天将相同的道理重复几百遍时，我也在寻求能让我和患儿家长间的沟通更高效方法。有幸，我和我团队的小伙伴们登上了互联网的顺风车。早在 2014 年 5 月，上海市首家"儿童用药问答"微信平台正式开通，我便一直肩负着日常运营维护、管理更新医药知识库的任务，带领来自不同专业的十位临床药师组成的团队，全年不间断地义务值班，免费为患儿家长提供人性化、延伸化、全程化的药学服务，累计已为 6 万人次儿童提供药学服务。累是肯定的，但当我们做的事情得到多方的认可时，我们是满足的。我还记得，一天晚上，我在"儿童用药问答"微信平台上得知一位 3 岁的幼儿误服了大剂量的复方福尔可定口服液，而此时患儿家中只有年迈的奶奶一人时，我预感孩子的情况非常危急，便立刻询问其家庭地址，打车赶去，并全程陪护患儿到就近医院急诊处置，避免了过量服用药物导致中毒的发生。孩子的家长非常感激，而我虽然回家时已是深夜，都没来得及和自己的宝贝说声"晚安"，但仍然心满意足。

　　近几年，我多次做客电视、电台，在报纸、网络上开展医药科普宣传。其中，一篇"吃个感冒药怎么就聋了？这些儿童用药的误区一定要知道！"的科普采访获得了新华社全国报道连载；2018 年 11 月就"国家基本药物目录"接受新华社专访……也让我获得了一些荣誉。其实这些线上、线下的活动，都是我忙里偷闲、见缝插针去完成的。我做这些科普的初衷很简单，就是希望更多的家长能了解，儿童安全用药不仅是医生要考虑的问题，也是家长要注意的。举个最简单的例子,我在门诊碰到了很多这样的家长——孩子平时有个小病小痛,比如感冒、发热、拉肚子,就直接去药店拿药或者给孩子吃大人吃的药,这是不正确的做法,甚至会给孩子带来健康隐患。

不知道从什么时候开始,越来越多的人劝我写一本书。这些人中有些是我在上海市儿童医院开设的儿童精准用药门诊的宝爸宝妈们(每一次接诊后,我都会把就诊患儿家长拉进专门的精准用药咨询微信群,并坚持为患儿家长免费科普、咨询安全用药),还有些人来自每次的儿童用药公益科普现场(科普宣传听众近 10 万人次),还有一些药学同行,还有我挚爱的家人们。他们鼓励我战胜对写作的恐惧,把自己这么多年在儿童安全用药方面的经验通过图书传递到更多的家庭中,让更多的宝爸宝妈们有一份儿童安全用药指南,毕竟"孩子用错药,我们没有后悔药"! 直到有一次,出版社的编辑在听了我的一次"家长学校"讲座以后,主动找我,我们认真策划,精心选题,终于完成此书。

需要感谢的人很多,首先感谢著名母婴知识大咖"网红院长"段涛、东方卫视著名主持人骆新倾力推荐。感谢上海市儿童医院于广军院长,平时就一直关心、帮助我成长,给了我很多学习机会,还帮我写序;感谢上海市科普作家协会秘书长江世亮老师热情为我写序。感谢知名育儿科普博主"火爸朱剑笛"、上海人民广播电台 899 都市广播《辣妈朋友圈》主持人沈蕾、中国社会科学院金融重点实验室主任刘煜辉大力推荐。感谢上海科学技术出版社的鼎力支持,感谢编辑一遍遍帮我修改润色,大大提高了本书的质量。

感谢知名博主"火爸朱剑笛"老师、吉林大学附属第一医院陈灵教授和张欣药师、武警江西省总队医院的梅昕药师、我的好友生活·读书·新知三联书店的编辑黄新萍等给稿件提出中肯的意见和建议。感谢万婷婷老师帮我收集整理资料。感谢上海市儿童医院的领导,感谢药学部孙华君主任、沈阳主任的指导;感谢我可爱的同事们的帮助、理解、支持;感谢我的热心粉丝们;感谢我先生和宝贝一直以来的理解和支持,我都会永远铭记于心。

医务人员的工作是繁复、劳累的,一方面需要"救死扶伤",另一方面需要写论文、发表文章,几乎没有多少空闲时间去照顾家庭。我也曾疲累到哭泣,但从不曾想过放弃。孩子,希望努力追求梦想的妈妈,会是你人生路上奋斗拼搏的榜样。

最后,我想对看到这本书的家长说,做一个学习型的父母吧,多了解孩子用药的知识,因为我们才是孩子健康成长的保驾护航人!

李志玲

2019 年 6 月 18 日于上海

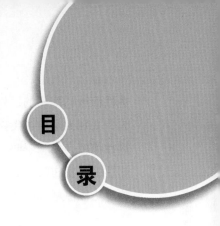

目 录

雷区 **27** 　不把宝宝口臭当回事儿 / 125

雷区 **28** 　网上流传的那些谣言 / 130

特别奉送

儿童用药、疫苗接种等备查表，建议收藏！

附录

雷区 1

不分清感冒类型，盲目使用抗病毒药

普通感冒和流行性感冒（简称流感）是两种不同的疾病。感冒引起的发热、流涕、咳嗽等常常使宝爸宝妈担心不已。有些人认为感冒是身体内有炎症，要用抗生素（当然，这是错误的看法，没有并发细菌感染的感冒都不需要服用抗生素）；还有些家长了解到孩子普通感冒和流感是病毒感染导致的（这是正确的），所以要及时服用抗病毒的药物，比如利巴韦林（病毒唑）。本章，志玲博士就给大家介绍：感冒需要用抗病毒药物吗？利巴韦林（病毒唑）和奥司他韦（达菲、可威等）能用吗？

普通感冒不推荐使用抗病毒药

普通感冒一般都是可以自愈的，症状以流鼻涕、鼻塞、打喷嚏、咽喉痛这类鼻咽部症状为主，在不服用任何药物的情况下，也会在 5～7 天自行好转。

普通感冒不需要使用抗生素，也不需要使用抗病毒药物（如利巴韦林、奥司他韦），仅推荐在必要时在医生或药师指导下做如下对症治疗。

（1）为减轻鼻黏膜充血症状，可使用减充血剂（如伪麻黄碱、盐酸赛洛唑啉等）。

（2）缓解打喷嚏、流鼻涕等症状，减少分泌物，可使用抗组胺药（如马来酸氯苯那敏、苯海拉明等）。

（3）使用解热镇痛药（如对乙酰氨基酚、布洛芬等）可起到退热镇痛作用。

（4）缓解咳嗽使用镇咳药（如右美沙芬等）。注意：18 岁以下儿童禁用具有成瘾性的中枢镇咳药，如可待因及含可待因的复方制剂。

（5）使用祛痰药（如愈创木酚甘油醚、氨溴索）使痰液容易咳出。

重视流行性感冒（流感）

志玲博士在临床中经常遇到这样的情况：家长觉得孩子感冒了，在不确定是否为流感的情况下，就凭经验给孩子使用抗生素或感冒药，而孩子的感冒也确实好了。不少家长认为，这是自行用药起效了，相信自己的经验而忽视了流感的可怕。但是这些家长却不知道，**在不用药的情况下，大多数流感也可以自愈，只在少数情况下可导致严重并发症**。

事实上，对于流感来说，常规的感冒药、抗生素毫无帮助，甚至会延误治疗时机。虽然大多数儿童流感能自己康复，但是儿童比起成人来说，更容易发生肺炎、脑炎、心肌炎等严重并发症，甚至危及生命。

与普通感冒相比，流感的局部症状（如流涕、咳嗽等）往往较轻，但是它的全身症状往往很严重，包括头痛、发热、肌肉疼痛、疲劳乏力、咳嗽、鼻塞、咽喉疼痛等，症状持续时间也更长。在流感高发时节（每年的 11 月到次年的 4 月），家长要提前给孩子接种流感疫苗进行预防。

抗流感病毒"神药"之奥司他韦

口服奥司他韦是目前治疗儿童季节性流感的首选药物。奥司他韦（商品名有达菲、可威等）是一种神经氨酸酶抑制剂，可以抑制病毒的复制和其在体内的进一步播散，降低其致病性，可用于甲型和乙型流感的治疗。

奥司他韦是处方药，只对流感病毒有效，对普通感冒是无效的。因此，如果宝宝是普通感冒的话，建议家长不要给孩子盲目使用奥司他韦。

奥司他韦的国内说明书中明确指出：用于成人和 1 岁及 1 岁以上儿童的甲型和乙型流感的治疗，成人和 13 岁及 13 岁以上青少年的甲型和乙型流感的预防。"预防"和"治疗"是两个不同的概念。指南中指出，奥司他韦可用于 2 周龄以上孩子的治疗，以及 1 岁以上孩子的预防。

奥司他韦的"神奇 48 小时"

治疗流感的最佳用药时间是首次出现流感症状的 48 小时内，越早用药越好。服用奥司他韦来预防流感，也是在接触其他确诊为流感的病患后越早用药预防效果越好，同样最好在 48 小时之内启用。如果已经超过 48 小时，服药也有一定益处,特别是病情严重或有发生并发症高危因素的儿童。需要特别强调,不建议滥用奥司他韦来预防流感,反对在没有高风险因素情况下自行使用奥司他韦来预防流感。

使用方法:用于治疗流感时,每天 2 次,连用 5 天;用于预防流感时,每天 1 次,至少服用 7 天。具体剂量遵医嘱,并需要完成整个疗程,即使中途症状好转也不可擅自减药或停药。

奥司他韦可能刺激胃肠道,个别会出现幻觉

奥司他韦总体安全性良好,其最常见的不良反应是胃肠道反应。儿童不良反应中,呕吐发生率最高,通常是偶尔一次,或开始服药后的 2 天内发生呕吐。可以选择药物和食物同服以减少胃肠道刺激。

该药在药品上市后也有一些罕见的严重不良反应发生,比如严重过敏、出现幻觉、抽搐等。之前有一篇新闻报道,美国得克萨斯州的一名 6 岁女童,因患流感口服奥司他韦(商品名达菲)治疗,没想到这名女孩在服药后竟然产生幻觉,从学校逃课回到家中,直接走到二楼的卧室,踩着桌子爬上窗口想跳楼,幸亏被父母及时发现并救下。事实上,这种情况并非个例。因此,宝爸宝妈们在孩子使用该药期间须密切观察,避免出现意外。

奥司他韦可以取代流感疫苗吗

奥司他韦不能取代流感疫苗! 药物对流感的预防作用仅在用药时才有,且只有在可靠的流行病学资料显示,周围出现了流感病毒感染后,才考虑对符合条件的人使用奥司他韦治疗或预防流感。

接种流感疫苗时能否继续服用奥司他韦

奥司他韦会降低流感减毒活疫苗的效果。接种流感减毒活疫苗前两天到接种完疫苗两周这段时间内,服用奥司他韦可能会影响疫苗效果。因为奥司他韦作为抗病毒药物,可能会抑制活疫苗病毒的复制。目前国内市场上的三价和四价流感疫苗都是灭活疫苗。灭活流感疫苗不受抗病毒药物的影响。在接种流感活疫苗前后使用抗流感病毒药物的话,可再接种灭活疫苗。

不分清感冒类型,盲目使用抗病毒药

利巴韦林（病毒唑）≠抗感冒的"万能药"

利巴韦林是人工合成的核苷类抗病毒药，具有广谱的抗病毒活性，对多种DNA和RNA病毒都有抑制作用。利巴韦林虽说是广谱抗病毒药，但实际用在人体内，主要针对治疗的病毒很有限。它的不良反应比想象中更大。利巴韦林在国内又叫"病毒唑"，或许是"病毒唑"这个名字让很多人误把它当成了抗病毒的"万能药"。

在国内，利巴韦林被滥用

无论在社区医院还是三级医院，无论在综合医院还是专科医院，无论是普通感冒还是普通型手足口病，都可能被使用利巴韦林。一百张儿科处方里，十几张都有利巴韦林；一百个去过医院的孩子里，八十几个都被用过利巴韦林。利巴韦林被用得如此之多，真的是正确的做法吗？

针对普通感冒和流感，不推荐利巴韦林

普通感冒的病原体以鼻病毒最常见（30％～50％），其次为冠状病毒（10％～15％）、呼吸道合胞病毒（5％）、副流感病毒（5％）、腺病毒（＜5％）和肠道病毒（＜5％）等。虽然我国前食品药品监督管理局（CFDA）批准，利巴韦林颗粒可用于呼吸道合胞病毒引起的病毒性肺炎与支气管炎、皮肤疱疹病毒感染，但目前的临床研究证据不推荐利巴韦林常规用于治疗病毒性呼吸道疾病或感冒。

此外，目前没有证据证明应用利巴韦林对流感治疗有效，且不良反应大，不建议使用。

使用利巴韦林的严重警告

我国前食品药品监督管理局（CFDA）对这个药有严重警告，要求药厂用粗体黑字标注在药品说明书首页上，其中第一条就是：对胎儿有致畸性！育龄女性及其性伴侣应该在停止使用利巴韦林的6个月内避孕。哺乳期妇女不得不用此药时，则需停止哺乳，用药期间的乳汁也应丢弃。

对儿童和成人来说，最明显的不良反应就是容易造成溶血性贫血，口服或注射利巴韦林1～2周后，孩子可能会出现血红蛋白减少、白细胞数下降等症

状,严重影响孩子自身的免疫能力。患有地中海贫血的宝宝,应尽量避免使用利巴韦林。

　　总之,儿童应慎用利巴韦林,这种抗病毒性药物对正常细胞也有损害。对于很多像感冒、手足口病等只要不出现并发症就能自行痊愈的自限性疾病,根本没必要使用利巴韦林。

可以使用利巴韦林的情况

　　(1) 呼吸道合胞病毒引起的病毒性肺炎(一般只用于经实验室确诊的重症患儿)。

　　(2) 拉沙热的暴露后预防和治疗。

　　(3) 与干扰素联合治疗丙型肝炎(单用利巴韦林无效)。

敲黑板划重点

● 普通感冒仅需对症用药,不推荐使用抗病毒药。

● 奥司他韦用于流感的预防和治疗,而不是普通感冒。

● 奥司他韦最佳给药时间是流感症状出现48小时内,越早越好。

● 奥司他韦不能取代流感疫苗!

● 个别儿童服用奥司他韦后出现幻觉,家长需在孩子服药后密切观察,以防发生意外。

● 利巴韦林要慎用,无论是普通感冒还是流感,均不推荐此药。

雷区 2

孩子一旦发热，只要是退热药，就给孩子用

孩子发热后，是不是必须立即带孩子去医院挂急诊？宝爸宝妈们，其实针对孩子发热，你们可以做很多事情。在发热的头三天内，若孩子没有明显的不适症状，可以在家里退热并观察。但是需要认识到一点——**退热药并不能消灭体内的病毒或细菌，它只是为了缓解孩子高热时的不适。**

正确把握服用退热药的时间

给孩子吃药，家长要避免陷入两个极端：①孩子稍微有点发热，就吃退热药；②认为"是药三分毒"，让孩子用自己的免疫力去对抗疾病最好不过了，不需要吃药。

这两种做法都不可取。发热只是一个症状，很多病菌的最佳存活温度就是人的正常体温——37 ℃。因此，发热有助于消灭病菌，增强人体免疫功能。但孩子如果高热不退，造成孩子烦躁不安、痛苦不适，身体损耗增加，不采取任何措施也是不可取的。

需要注意的是，家长在判断是否应该给孩子服用退热药时，相比于体温是否到达38.5 ℃，更应该注意观察孩子的精神状态。若孩子体温没有超过38.5 ℃，但是精神状态非常不好，也可以及时服用退热药。而假如孩子体温超过38.5 ℃，但精神状态很好，则没必要一定给药。另外，3个月以下的宝宝，如果突然发热，应尽量立即送医院看医生，家长千万不要随便给3个月以下的宝宝吃退热药。

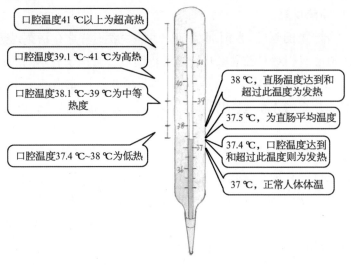

口腔温度41℃以上为超高热

口腔温度39.1℃~41℃为高热

口腔温度38.1℃~39℃为中等热度

口腔温度37.4℃~38℃为低热

38℃，直肠温度达到和超过此温度为发热

37.5℃，为直肠平均温度

37.4℃，口腔温度达到和超过此温度则为发热

37℃，正常人体体温

人体体温及发热程度示意图

不可随意使用退热药

　　事实上，目前仅有两类退热药得到了世界卫生组织、美国儿科学会等权威机构的认可，那就是布洛芬和对乙酰氨基酚，商品名如美林、泰诺林等。这两种药的退热效果和安全性相似，一般情况下可以任选其一。

● 两种儿童用退热药

药物成分	英文名	适用人群	常见商品名	注意事项	使用方法	其他
对乙酰氨基酚	Acetaminophen	年龄≥3个月	泰诺林	蚕豆病患儿不推荐；警惕肝损伤	每4～6个小时服用1次，24小时内不要超过5次	请认真阅读药品说明书，注意用药剂量；记录服药时间和服药频率
布洛芬	Ibuprofen	年龄≥6个月	美林	哮喘和水痘患儿不推荐；警惕肾损伤和胃肠道反应	每6～8小时服用1次，24小时之内不要超过4次	

　　布洛芬退热效果及退热维持时间比对乙酰氨基酚好一些，能减少给药次

数,避免晚间高热反复。

当孩子有严重的呕吐、腹泻、脱水现象时,一般不首选布洛芬退热,因为布洛芬的胃肠道反应相对对乙酰氨基酚来说较明显。当孩子有基础的肾脏疾病,如肾炎等时,也不首选布洛芬进行退热。部分患儿服用布洛芬后出汗较多,因此在使用时应补充水分和适量电解质,同时建议先喂饭、再喂药,以减少药物对肠胃道的刺激。

如果孩子同时在服用其他药物,应注意看一下这些药物的成分。一些复方感冒药里往往也含有对乙酰氨基酚成分,如小儿氨酚烷胺颗粒、小儿氨酚黄那敏颗粒等,这种情况下如果再服用对乙酰氨基酚退热药,会造成药物过量,容易导致不可逆的肝损伤。同样的,含有布洛芬成分的药物与布洛芬退热药一起吃,也会造成服用过量,从而导致不良反应。

可以联合或者交替使用对乙酰氨基酚和布洛芬吗

志玲博士个人不推荐联合或交替使用对乙酰氨基酚和布洛芬。临床上,有不少妈妈向志玲博士反馈,说忘记上次给孩子吃的是哪一种退热药了。因此,志玲博士更建议家长们尽量让宝宝使用同一种药物。

但当宝宝高热不退,又需要给宝宝退热的情况下(比如之前使用了退热药物,还未到说明书标注的下次给药的时间,孩子又出现高热不适),可以谨慎交替使用这两种药物(建议咨询儿科医生,让医生结合孩子的病况给出用药建议)。建议用纸笔专门记录下每次服药的时间和种类,放在宝宝床头明显的地方并告知所有看护人,确保下次任一看护人给宝宝服药时,都能够先认真对照上次的用药记录,确保安全。当然,如果能做到由专人负责给宝宝喂药,安全性就更高一些。

吃了退热药,没效果怎么办

使用退热药后,大多数孩子的体温会在 30～60 分钟内明显下降。但志玲博士在临床接诊中发现,很多宝爸宝妈们都有相似的反馈:孩子吃了退热药后,体温不降反升,或者热退后又反复。这是怎么回事?

其实,孩子不是每次吃退热药,体温都可以降至正常,这与孩子体温是否在上升期、导致发热的病因是否解决、孩子的年龄等都有关系。若孩子的体温正处于上升期，即使使用退热药，体温仍可能不降反升。

还有一种情况是补水不够。如果孩子体内水分不够，会直接影响退热的效果。所以建议家长们在孩子发热时，一定要注意给孩子补水。

关于退热，你还需要知道这些

宝宝睡着后又发热，要叫醒宝宝喂退热药吗

基本不需要。如果宝宝睡得比较安稳，没有表现出很难受的情况，就不需要叫醒他。若宝宝睡着后高热且有明显不适又不方便喂药时，可以选择使用对乙酰氨基酚栓剂或布洛芬栓剂（如果宝宝没有呕吐，首选口服，除非特殊情况，世界卫生组织、美国儿科学会等权威机构都不推荐用退热栓）。栓剂使用方法：插入栓剂前应洗净双手，去掉栓剂外部包装。请尽可能于用药前让宝宝解大便，宝宝可侧卧或伏在家长的大腿上，双腿稍分开，放松肛门，家长手握药栓，用手指将药栓的尖端向前轻轻推进，插入宝宝肛门，以舒适为宜。若在插入直肠栓时有困难或有疼痛感，请在药栓的顶部（形状较尖的一端）抹少许液体石蜡、凡士林或其他润滑剂。插入栓剂后让宝宝慢慢地将双腿合上，保持侧卧姿势数分钟。应用退热栓时，不可同时口服退热药。

当然，如果是 3 个月内的小宝宝，或者出现超高热（41 ℃以上），或者宝宝出现意识混乱等比较严重的情况，不管宝宝是否睡着，都要及时送医就诊。

吃了退热药之后，要不要辅以物理降温

很多家长在宝宝发热后会采取物理降温的方式，如使用退热贴、洗温水澡、用温毛巾擦拭身体等。而事实上，只有"退热药"才有退热的功效，物理降温只能让宝宝体表温度暂时下降，并不会对中心体温有任何的影响，有些甚至给宝宝造成不适感，因此并不常规推荐。

发热会烧坏脑子吗

很多家长在宝宝发热时会特别慌张，怕发热会"烧坏"脑子。这些其实是没有科学依据的，发热本身不会导致脑损伤。但发热时可能会并发惊厥。鉴于特别多的妈妈咨询热性惊厥的问题，志玲博士会在下一节专门详细介绍一下热性惊厥的表现及正确的处理方式。（见本书第 12 页）

以下药物已经不建议用于儿童退热，家长请注意

安乃近：目前世界范围内有三十多个国家禁用此药，因为它可能引起严重的不良反应。常用的含安乃近的药还有重感灵，也属于应该淘汰之列。

去痛片（APC 片）：在一些偏远地区仍在使用去痛片，事实上这类药物含有非那西丁，有可能损害宝宝肾脏，在欧洲许多国家已被禁用。

尼美舒利：此药不良反应太大，目前禁止作为退热药使用，禁止用于 12 岁以下儿童。

阿司匹林：美国儿科学会、美国疾控中心、美国公共卫生署和美国食品及药品管理局（FDA）均建议，对于不满 19 岁的患者，不应使用阿司匹林及含阿司匹林的药物来退热，但患有风湿热、川崎病等疾病的儿童可使用阿司匹林作为抗炎药。

复方药：6 岁以下儿童尽量不要服用复方药。退热药和复方感冒药通常不能一起服用，警惕相同药物成分服用过量。

喂药后宝宝吐了怎么办

发热的宝宝有时会伴随恶心、呕吐等症状。一般来说，喂药后 15 分钟内呕吐，则按原剂量补喂；若超过 1 小时，则不再补喂；15 分钟到 1 小时之间呕吐，需要看呕吐物的颜色、有没有药品的味道、呕吐的是药品还是食物等因素综合决定。

退热药开封后可以存放多久

医学界对此有争议，志玲博士个人建议应在一个月内使用，两周内更佳。此外，最好记得在药品包装上写上开封日期，方便掌握开封时间。不要把滴管直接插入药瓶喂孩子，避免污染整瓶药物。

孩子一旦发热，只要是退热药，就给孩子用

敲黑板划重点

- 3个月以下儿童发热，需要面诊医生决定治疗方案。
- 发热不是病，孩子尽量少吃药。
- 发热引起孩子明显不适时，才需考虑吃退热药。
- 3～6月龄的宝宝首选对乙酰氨基酚，在医生指导下使用。
- 6月龄以上或"蚕豆病"宝宝，推荐布洛芬。
- 6月龄以上的宝宝，有脱水迹象时，推荐对乙酰氨基酚。
- 对于6月龄以上的宝宝，一般情况下，布洛芬与对乙酰氨基酚无明显优劣。布洛芬退热维持时间更长，适合于高热和晚上退热。
- 对于水痘患儿，应选择对乙酰氨基酚退热。
- 不推荐退热药联合或交替用药。
- 使用前请仔细阅读药品说明书，开封后建议在一个月内使用。
- 退热药应按照宝宝的千克体重来计算精准剂量，而不是年龄。
- 物理降温不能明显改善宝宝舒适程度，不推荐使用。

雷区 3
宝宝发热抽搐，掐完人中掐虎口

妮妮已经 1 岁 2 个月了，聪明伶俐，大家都喜欢她。但这两天妮爸妮妈心事重重。原来妮妮发热时出现了"抽风"。大前天，妮妮发热 6 小时后突然出现抽搐，表现为双眼上翻、四肢抽动、口吐白沫、呼之不应，约 3 分半后缓解，缓解后测体温为 39.5 ℃，其他情况均正常。2 天后妮妮体温恢复正常，未再发生抽搐。妮爸妮妈很担心，怕妮妮发热"烧坏"脑子，也怕"抽坏"了，影响智力和以后的学习，还担心以后发热会再次出现抽搐。

这些担心有必要吗？"及时"退热有用吗？面对这种情况，爸爸妈妈们需要知道什么？

热性惊厥是什么

妮妮所患的疾病在医学上称为"热性惊厥"，通常在孩子发热时体温突然上升或回落的过程中发生，多发生在 6 个月～5 岁的儿童，首次发作在 1 岁到 1 岁半最多见。每 100 个孩子里有 3～5 个孩子会出现热性惊厥。

此病典型表现为：在发热 24 小时以内出现抽搐发作；抽搐发作时，体温多在 38 ℃以上；往往全身僵直、胳膊或腿痉挛（或有节奏地抽搐），双眼翻白、意识不清，甚至口吐白沫、大小便失禁。发作时间多在数分钟之内，只有不到 10% 的患儿发作时间超过 15 分钟。多数患儿在一次热性病程中仅发作 1 次。

热性惊厥和癫痫的区别是什么

● **热性惊厥和癫痫的区别**

	发作时间	持续时长	发作频率	临床表现
热性惊厥	发热最初几个小时	5 分钟以内，罕见的也有持续 15 分钟者	一般 24 小时内只发作 1 次	发热、意识丧失、浑身抽搐、强直、双眼凝视、呼吸节律异常、口唇发绀，皮肤灰暗
癫痫	多在半夜发作	持续时间较长	会反复发作	全身或局部的抽搐，口吐白沫，不发热

为什么别人家孩子发热不抽，我的孩子会抽

　　热性惊厥的原因现在还不十分清楚，比较明确的是和遗传有关。直系亲属（爸爸妈妈、兄弟姐妹等）有热性惊厥史的，孩子患热性惊厥的风险也高。此外，热性惊厥可能和孩子还处于一个神经发育不成熟的年龄段有关。男孩子比女孩子更容易发生热性惊厥，比例约为 1.6：1。

热性惊厥会伤脑子吗

　　热性惊厥看起来很吓人，但只要不在惊厥的时候摔倒或发生误吸，大多数时候不会对孩子造成伤害，也不会影响脑子。但惊厥持续时间过长则可能会导致脑损伤。从专业角度来讲，小儿热性惊厥分为单纯型（典型）和复杂型（非典型）。

● **单纯型和复杂型小儿热性惊厥的比较**

	单纯型	复杂型
百分比	70%～80%	20%～30%
抽搐时间	小于 15 分钟	大于 15 分钟
24 小时发作次数	1 次	多次
发作类型	以全身强直-痉挛发作为主	局灶性（一侧肢体）发作后轻度瘫痪（小于 4%）

小儿单纯型热性惊厥很可能会复发,但是很温和也很安全,不用担心,一般不会影响孩子大脑功能。如果是复杂型热性惊厥,则有继发癫痫的风险,需尽快送医院就诊。如果孩子 1 岁以内每次发热都抽搐,那可能不是简单的热性惊厥,需要找专业的儿童神经科医生看看。总体来讲,大约 2% 的热性惊厥会发展为癫痫,复杂型的概率更高。但这种情况是由孩子的身体条件,尤其是遗传基因决定的,不是热性惊厥直接导致的,药物治疗也改变不了这个趋势。

热性惊厥发作时怎么办

热性惊厥发作时,千万不要掐人中

当孩子发生热性惊厥时,正确做法是:

(1)不要慌张、保持镇定。

(2)保护孩子的安全,周围不要有尖锐的物体(如桌角、椅子等),避免擦伤、摔伤、碰伤。

(3)立即让孩子在床上或安全的平地躺下(不要坐着),解开其衣领,使其头侧着或保持侧卧;若有呕吐物,要及时清理干净,保持呼吸道通畅。

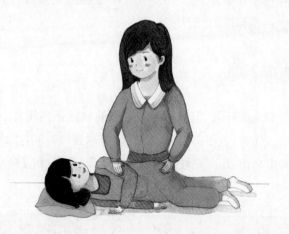

(4)不要试图用外力阻止孩子的动作或抽搐,别往孩子嘴里塞任何东西,不要在抽搐时或抽搐停止后立即喂水、喂药。如遇牙关紧闭,切忌强行撬开牙齿,也不要放压舌板。抽搐时一般不会咬伤舌头,即使咬伤也会很快愈合。如果往孩子嘴里塞东西,反而可能堵塞呼吸道引起窒息,还可能损伤牙齿。

(5)不要按压人中,不要掐虎口。

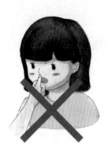
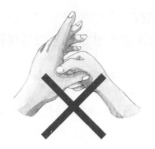

（6）录制视频，准确记录热性惊厥持续的时间和形式，以便于就诊时提供给医生，方便医生进行判断。

（7）抽搐时间长的需拨打"120"急救电话，及时送医院救治。

关于热性惊厥，你还需要知道这些

热性惊厥可以预防吗

因为叫热性惊厥，所以很多家长，包括一些医生都认为，只要发热时积极降温就能避免热性惊厥的发生。但事实上，人们在这方面的认识存在严重的误区。研究证明，包括布洛芬和对乙酰氨基酚在内的退热药都无法预防热性惊厥的发生。其实热性惊厥与发热温度、发热时间没有太大相关性。

热性惊厥无法预防并不代表不能吃退热药，如果孩子体温超过 38.5 ℃，并表现出明显不舒服，该用退热药还是可以用。

对于出现多次热性惊厥（如半年出现 3 次或一年出现 5 次）的孩子，可口服地西泮或丙戊酸预防热性惊厥。预防性使用这些药可能降低再次发生抽搐的风险，但因为热性惊厥本身不对孩子造成什么伤害，而这些药物发生不良反应的概率反而较大，所以一般情况下不推荐使用。

热性惊厥会再次发作吗

至于是否会再次发生热性惊厥，跟孩子自身情况有关。有以下危险因素的人容易复发：①第一次发生热性惊厥年龄小，首次发作不到 1 岁，再发作的可能性大约为 50％；②发作前发热时间短，小于 1 小时；③直系亲属中也有人发生过热性惊厥；④低热。具有的危险因素越多，复发风险越高。

热性惊厥可以复发，但多数不会有危险，目前也没有直接因热性惊厥而导致死亡的病例报道。作为家长，需要减轻焦虑，慢慢等孩子长大，3 岁以后发生热性惊厥的风险就小很多，5 岁以后热性惊厥发作的风险就更小了。

什么情况下需要去医院就诊

（1）大部分的热性惊厥持续时间很短，通常不到一分钟，90％在 5 分钟内自行缓解。如果持续时间超过 5 分钟，需要就近就医或者拨打"120"急救电话求救。

（2）既往有热性惊厥发作 30 分钟以上的孩子，再次出现长时间发作的可能性较大。一旦再次发作，应尽早就诊。

（3）年龄不到 12 个月的婴儿若发生热性惊厥，医生可能会建议进行检查以排除颅内感染的可能，如脑电图、头颅磁共振和（或）腰椎穿刺等检查项目。

敲黑板划重点

● 热性惊厥多发于 3 个月～5 岁的儿童（根据第九版《儿科学》），和遗传有一定关系。

● 热性惊厥不会损伤大脑。

● 热性惊厥发作时，不要掐人中，也不要试图用力压制抽搐！要立即侧卧，保持气道通畅。

● 热性惊厥发作时，不要担心孩子咬伤舌头，不可强行撬开嘴巴！

● 抽搐停止后切记不要立即喂水、喂药！

● 持续发作超过 5 分钟，需立即就医或拨打"120"急救电话。

● 热性惊厥可能复发，但多数不会有危险。

雷区 4

先止咳再化痰，乱了顺序，害了孩子

相对于成年人来讲，孩子更容易发生咳嗽，尤其是换季的时候，常常一咳就是一周甚至更长的时间。孩子难受，家长纠心！去医院检查，开一堆药甚至还让打点滴。宝爸宝妈一边担心孩子总咳嗽会咳成肺炎，一边疑问：那么小的孩子，真的有必要吃这么多药吗？

下面跟随志玲博士的脚步，去了解一下与宝宝咳嗽、咳痰相关的疾病和可能用到的药物，以及哪些药品可以用、哪些不推荐用。

咳嗽不是病，不要盲目止咳

咳嗽是人体的一种生理反射行为，并不是疾病本身，人体希望通过这种反射将来自外界的刺激物从体内清除掉。就像是当我们不小心吃东西呛了，就会剧烈咳嗽，把异物咳出来就好了。这样看来，咳嗽还是一件好事。如果咳得不是特别严重，不怎么影响睡眠、进食等日常生活，家长不必过于紧张和担心，也不建议盲目止咳。

咳嗽因病因不同，持续时间也不等。有的孩子咳嗽三四天就好了，有的甚至会咳嗽 2 个月。咳嗽背后的病因比较复杂，但日常生活中常遇到的咳嗽一般是普通感冒、流行性感冒、支气管炎、肺炎、过敏等引起的急性咳嗽。当然，如果孩子咳嗽了好长时间（比如 2～3 周），除此之外没有其他明显症状，要及时咨询专业的儿科医生来排查病因。

"干咳"还是"湿咳"？ 要区别对待

干咳是指咳嗽无痰或痰极少且不易排出的表现，干咳时往往伴有咽喉部瘙痒。在治疗原发疾病基础上,可以使用镇咳药(俗称止咳药)。

湿咳就是我们常说的咳痰,治疗原则是"先化痰,再止咳"。另外,痰液的颜色也可能呈现出多种表现。有的家长会觉得黄痰是细菌感染的表现,不能先使用止咳药,于是就积极地使用抗生素了,其实这也是不科学的。(关于抗生素的使用,请详见本书"雷区 13 抗生素是'万能神药'/抗生素是'洪水猛兽',第 64 页)

止咳药,能不吃就不吃

止咳药又称镇咳药,主要分为两大类。

(1) 中枢性镇咳药:直接作用于中枢神经系统的咳嗽中枢,包含吗啡、可待因、右美沙芬、喷托维林、福尔可定等。这些成分会让人感到头晕或昏昏欲睡,比较适合在睡前服用。但其中有些药物(如吗啡或可待因)有成瘾性,不能长期或大量使用,也不能用于儿童。常见药有氢溴酸右美沙芬糖浆等。

(2) 外周性镇咳药:这类药能覆盖在发炎的咽部黏膜上,使黏膜少受刺激,从而达到止咳作用。与中枢性镇咳药相比,外周性镇咳药止咳作用较弱,但不具有成瘾性。常用药有苯丙哌林、莫吉司坦、那可丁等。

治疗咳嗽的关键是针对病因治疗,有时需要等待时间。如果不是医生建议,不要擅自给 4 岁以下的孩子吃止咳药。

如果万不得已需要给孩子服用止咳药(比如孩子一天到晚咳个不停;剧烈咳嗽,严重影响休息和睡眠;咳嗽时出现了肚子或胸肌痛等情况),可在医生的指导下适当使用一些止咳药。

禁止使用含可待因的止咳药

请家长务必看清楚药品说明书中的药物成分是否含有可待因。

目前,中国已经明文规定,含有可待因的药物不可以用于 18 岁以下青少年或 *CYP2D6* 基因超快代谢者。一般含有可待因的药物都会明确标注,家长买药、用药时可仔细查看说明书。但有些药物标注的是罂粟壳、复方樟脑酊、阿片粉等成分,这里面也可能含有可待因或类似成分。

● **常见含可待因、吗啡的中成药**

中成药药名	含可待因、吗啡成分	中成药药名	含可待因、吗啡成分
强力枇杷露	罂粟壳	咳喘宁片/咳喘宁口服液	罂粟壳
复方甘草片	阿片粉	克咳片	罂粟壳
复方甘草合剂	樟脑酊	咳喘舒片	罂粟壳
复方甘草口服溶液	樟脑酊	消咳颗粒	罂粟壳
羚贝止咳糖浆	罂粟壳	定喘止嗽丸	罂粟壳
麻芩止咳糖浆	罂粟壳	人参保肺丸	罂粟壳
消炎止咳片/胶囊	罂粟壳	固肠止泻丸	罂粟壳
止咳宝片	罂粟壳	小儿止泻片	罂粟壳
枇杷止咳胶囊/颗粒	罂粟壳		

正确认识孩子咳痰

祛痰药，俗称化痰药。常见的祛痰药有如下两种。

(1) 痰液稀释药： 愈创甘油醚（如格力特等）。

(2) 痰液溶解药： 氨溴索（如沐舒坦、兰苏等）、溴己新（如必嗽平）、乙酰半胱氨酸（如富露施）。

祛痰药的安全性都不错，但有效性却没有得到广泛认可，因为祛痰药并不能让痰液消失而只是通过稀释溶解痰液，使孩子更容易将痰咳出。1 岁以上的孩子使用起来都比较安全，1 岁以内的婴儿尽量不用。氨溴特罗口服液（易坦静）的说明书中标明，该药可以用于 1 岁以下婴儿，但仍然建议家长慎重使用。当孩子痰液过多、出现呛咳或窒息时，应及时就医。

有时候孩子会咯出黄色或绿色的痰，这并不代表一定是细菌感染，家长不可自行决定给孩子服用抗生素，必要时应看医生，由医生做出判断。

关于咳嗽，你还需要知道这些

可以帮孩子拍背排痰吗

其实，国内外的诊疗指南均不推荐通过拍背或叩击背部来排痰，因为没有明确的证据支持这种做法对孩子的疾病恢复有帮助。但是部分家长坚持认为拍背有效,可能更多的是发挥安抚的作用,缓解家长和孩子的紧张情绪,对咳嗽也有一定的帮助。这里强调一下,如果进行拍背,一定要用空心手,而不是实心手,要从下往上拍,同时保证多给孩子喝水,因为如果孩子体内缺水,痰就很黏稠,更不易排出。

咳嗽久了,会咳出肺炎吗

这是一个常见的认识误区,大家把因果关系弄反了——其实是肺炎引起咳嗽,而不是咳嗽引起肺炎。只是由于咳嗽的症状常发生在肺炎确诊之前,才给家长"咳成肺炎"的错觉。很多疾病都会诱发咳嗽,如果原发病因不在肺,咳嗽就不会"咳成肺炎"。

家长们可能会问:**如何早期自行在家初步判断是肺炎还是普通感冒?**

肺炎一般持续高热 3 天以上,孩子精神不好,哭闹不安或者嗜睡,容易醒,食欲下降,夜里有呼吸加重的趋势,咳嗽时有憋气甚至两侧鼻翼一张一张的,口唇发紫,脸色差,有些孩子呼吸时可听到"呼噜呼噜"的响声。

而一般的普通感冒症状仅局限在上呼吸道,比如咳嗽、鼻塞、流鼻涕、偶尔发热但是退热后精神非常好,食欲、精神、呼吸一般都正常。

儿童咳嗽的家庭护理

首先,轻度咳嗽是不需要特殊处理的,只有当咳嗽影响到孩子睡眠、饮食、玩耍、学习时,才需要进行处理。

(1)1 岁内的宝宝可以多喂奶来帮助稀释分泌物,舒缓呼吸道黏膜。

(2)1 岁以上宝宝可以服用正规厂商生产的蜂蜜,不要服用所谓的农家自制土蜂蜜,因为这种非正规厂家生产出来的蜂蜜更容易被肉毒杆菌污染。

(3)6 岁以上孩子可以使用含片或糖浆,但使用含片时要注意防止误吸进气道。

(4)保持空气湿润。有条件的家庭推荐在卧室使用空气加湿器或者雾化器,洗澡时可以让孩子在温热、充满蒸汽的浴室多待一会;对于有过敏性疾病的宝宝,还需要使用空气净化器及除螨仪。

(5)减少对呼吸道的刺激。避免孩子吸二手烟,雾霾天出门要戴口罩。

(6)注意卫生,避免与宝宝嘴对嘴亲吻或鼻对鼻呼吸,还要注意勤洗手。

什么情况下咳嗽要及时就医

有下列情况之一就要及时就医：①年龄在 3 个月以下的婴儿；②孩子呼吸困难、咯血、面色青紫，同时高热不退；③孩子烦躁不安或嗜睡难醒，精神状态差；④咳嗽时间较长（超过 2 周）且没有好转的趋势，或虽有好转，但超过 4 周仍未完全停止；⑤痰液明显增多，或出现发热、头痛、耳痛时。

敲黑板划重点

- 咳嗽是症状，不是疾病。

- 咳嗽是"排痰"的过程，不要想着马上止咳，能不吃止咳药就不要吃。

- 18 岁以下青少年或 *CYP2D6* 基因超快代谢者禁止使用含有可待因的药物。有些止咳药成分中含有可待因，要万分注意。

- 咳嗽有痰时，应先化痰后止咳。常用的化痰药有愈创甘油醚、氨溴索、乙酰半胱氨酸等，但它们的作用只是辅助排痰，并没有治疗作用。

- 使用空气加湿器，让空气不那么干燥，可以缓解咳嗽。

- 不推荐通过拍背或叩击背部来排痰。

- 咳嗽不会导致肺炎，肺炎会导致咳嗽。

雷区 5

孩子一换季就过敏，直接去脱敏治疗吧

儿童过敏性咳嗽

"咳咳咳……"4 岁的朵朵从进了医生诊室就开始间断性地咳嗽，但精神状态很好，还调皮地蹦来蹦去。朵朵的妈妈则是一脸的焦虑："怎么办啊，李博士，朵朵已经反反复复咳嗽一个月了，会不会已经变成肺炎了？"

孩子反复咳嗽，不一定是感冒了，也可能是过敏性咳嗽，过去也称为"过敏性支气管炎"。

误诊率高达 95%

过敏性咳嗽在儿童群体中的发病率越来越高，可以说属于常见病。但是到目前为止，很多家长以及部分医生对此病仍然认识不足，导致误诊率高达 95%，经常被误诊为上呼吸道感染或支气管炎，从而采取了错误的治疗方案，比如大量使用抗生素和止咳药，既延误了病情，又造成抗生素的滥用和病菌耐药性的上升。

过敏性咳嗽的典型特征：①干咳；②痰少；③季节性（春秋多发）；④持续时间长（超过 4 周）；⑤夜间或凌晨加剧；⑥白天很少咳嗽。

此外，若孩子患过过敏性疾病（如食物过敏、荨麻疹、湿疹、过敏性鼻炎等）、家族中有人患过过敏性疾病，或低龄孩子时不时揉眼睛、摸鼻子、睡觉喜欢蜷缩成一团、爱出汗等时，一旦出现上述所列的过敏性咳嗽典型症状，要高度怀疑过敏性咳嗽，万不可当作普通咳嗽来治疗。

过敏性咳嗽用药方案

过敏性咳嗽的用药首选抗过敏药，一般以抗组胺类药、白三烯受体拮抗剂和吸入性糖皮质激素为主。可以用生理海盐水清洗鼻腔。

（1）**抗组胺类药**：推荐二代，比如西替利嗪（6个月以上的孩子可以用）、氯雷他定（2岁以上可用）。注意：医生通常也会开三代抗组胺药，比如左西替利嗪和地氯雷他定，6个月以上的孩子可以使用。

（2）**吸入用糖皮质激素**：布地奈德混悬液、丙酸倍氯米松混悬液可用于儿童雾化吸入；定量吸入气雾剂如丙酸氟替卡松气雾剂等，可用储雾罐辅助。吸入激素类药物雾化后，建议立即让孩子漱口、洗脸。

儿童过敏性鼻炎的药物治疗"套路"

孩子早上起床后，接连打好几个喷嚏，整天揉鼻子，有时候还会揉眼睛，晚上睡觉还有点鼻塞……此时，孩子可能是患了过敏性鼻炎。近些年，儿童过敏性鼻炎的发病率越来越高，秋冬换季的时候是高发期。

针对过敏性鼻炎，一定要积极治疗。因为打喷嚏、流鼻涕等症状可能严重影响孩子的作息和学习，而且如果忽视早期对过敏性鼻炎的治疗，将来有可能诱发或并发多种疾病，如支气管哮喘、慢性鼻窦炎、鼻息肉、过敏性中耳炎等。

分不清过敏性鼻炎与普通感冒

（1）病因不同：普通感冒是由病毒引起的感染性疾病；而过敏性鼻炎是机体接触变应原后，由体内的抗原抗体反应介导的非感染性炎性疾病。

（2）症状不同：普通感冒一般伴有咽痛、发热和全身不舒服，持续1周左右；而过敏性鼻炎通常不伴有发热和全身不适，可能会有流鼻涕、打喷嚏、鼻子痒等，持续时间一般超过2周。

儿童过敏性鼻炎常用药物

（本书按照推荐的级别优先顺序撰写，特意把常用的、耳熟能详的商品药名标注在括号中，这种标注与任何药厂没有利益关系，特此声明。）

（1）**鼻用糖皮质激素**：鼻用糖皮质激素是目前治疗过敏性鼻炎最有效的药物。很多家长"谈激素色变"，担心会有不良反应。但临床研究结果显示，在鼻

孩子一换季就过敏，直接去脱敏治疗吧

● 过敏性鼻炎和感冒的对比

症状	过敏性鼻炎	普通感冒
常见病因	变应原	病毒
病程	一般超过2周	1周左右
发热、咽痛等全身症状	无	常有
喷嚏	连续多个	有或无
鼻子痒、眼睛痒	常有	少见
鼻涕	大量清水样鼻涕	初期是水样,逐渐变黏液状
症状出现时间	晨起、夜间	全天无特殊
与外部环境及气候的关系	明显相关	关系不大

子局部使用糖皮质激素对儿童生长发育无显著影响,因为剂量很小、作用局部,药物很少会进入全身血液循环。偶见鼻部干燥、烧灼感、鼻出血。如果鼻涕中带有血迹,可以暂停使用。

常见的鼻喷激素有:糠酸莫米松鼻喷雾剂(内舒拿,适合2岁以上儿童)、丙酸氟替卡松鼻喷雾剂(辅舒良,适合4岁以上儿童)、布地奈德鼻喷雾剂(雷诺考特,适合6岁以上儿童)。

注意:儿童若较长时间(如超过3个月)使用鼻用糖皮质激素时,应采用最小有效量,并定期监测生长发育情况。

(2)**第二代抗组胺药**:第一代抗组胺药(氯苯那敏、酮替芬等)具有中枢抑制作用,不推荐2岁以内儿童使用。推荐使用第二代抗组胺药,分为口服和鼻用两种,鼻用的疗效优于口服。可用于缓解流鼻涕、打喷嚏、鼻子痒等症状,对于鼻塞的效果较差。

口服第二代抗组胺药,常见有西替利嗪滴剂(杰捷、仙特明)、氯雷他定糖浆(开瑞坦),一般只需要每晚用1次。5岁以下推荐使用糖浆制剂,5岁以上可口服片剂,剂量按年龄和体重计算。

鼻用抗组胺药常见有氮卓斯汀鼻喷雾剂(敏奇)、盐酸左卡巴斯汀鼻喷雾剂(立复汀),起效快、不良反应较少,少见鼻腔烧灼感、鼻出血和头痛等。最大的缺点是味道苦,孩子不喜欢,用药时会比较排斥,一般5岁以上的孩子可以选择使用。

（3）**白三烯受体拮抗剂**：口服白三烯受体拮抗剂（如孟鲁司特钠咀嚼片，常见商品名有顺尔宁），可能是伴哮喘或鼻息肉患儿特别有效的附加疗法。此外，如果宝宝不能忍受鼻内治疗，或不能接受口服抗组胺药可能引起的嗜睡，可选用口服白三烯受体拮抗剂。

（4）**口服糖皮质激素**：适用于中-重度持续性的过敏性鼻炎患儿，如果通过其他治疗方法都无法控制严重鼻塞症状时，可考虑短期口服糖皮质激素。此为下下策，须严格由医生评估，且不良反应较大，不推荐长时间或反复使用。

（5）**肥大细胞稳定剂**：鼻用色甘酸钠或者口服曲尼司特，可在变应原出现前或换季前 2～3 周进行预防性用药。比如在花粉播散前 2 周左右开始应用，对季节性过敏性鼻炎的患儿因花粉引起的症状有缓解作用。

（6）**鼻用减充血剂**：最常用的是羟甲唑啉鼻喷剂，该药连续使用 3～7 天后，有鼻腔干燥、烧灼感和针刺感，部分患儿可出现头痛、头晕和心率加快等反应，可能会造成药物性鼻炎或停药后症状反弹。一般都是短期使用（儿童不超过 5 天）来缓解症状。2 岁以内禁用。

（7）**鼻冲洗盐液**：冲洗鼻腔时使用的是成品盐包配置的缓冲盐溶液，要用煮沸过的、接近体温的水去溶解盐包，建议每天 2～5 次，每次冲洗盐水用量不宜超过 300 毫升。整个鼻腔腔道的冲洗方式一般适用于成人和 4 岁以上儿童，4 岁以下儿童建议使用生理性海盐水鼻腔喷雾器，而不是冲洗器。更小的宝宝如果使用喷雾器都不能很好配合，建议把棉签用盐水浸透后再轻柔地湿润鼻腔。

有条件者推荐选用海盐水，比生理盐水贵点。轻症过敏性鼻炎可以只清洗不用药；对中、重度过敏性鼻炎患者而言，鼻腔冲洗以后仍然需要喷激素或同时口服药物。

联合用药

临床上针对过敏性鼻炎的患儿，经常采用联合用药的方式，疗效较好。

（1）鼻用激素＋口服抗组胺药：尚未证实有额外的临床获益。

（2）鼻用激素＋鼻用抗组胺药：对中、重度季节性过敏性鼻炎患者鼻部症状的改善作用优于单一药物治疗。

（3）鼻用激素＋口服白三烯拮抗剂：鼻塞等症状未得到良好控制者，可考虑联用口服白三烯拮抗剂。

（4）口服抗组胺药＋口服白三烯拮抗剂：优于单独口服抗组胺药或单独口

服白三烯受体拮抗剂。

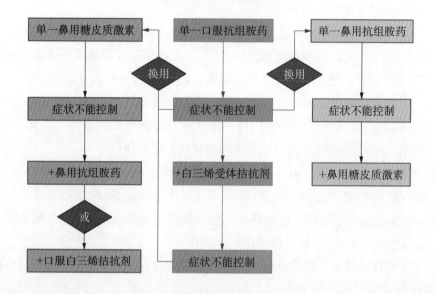

过敏性鼻炎的联合治疗示意图

关于过敏性疾病，你还需要知道这些

需要做"变应原检测"吗

志玲博士个人认为没必要去做"变应原检测"。因为很难准确地通过变应原检测找出可疑因素，可以说 90％以上的过敏都是以下几种情况导致的：①室外最常见的变应原是花粉、柳絮等；②室内最常见的变应原是尘螨、蟑螂、动物皮屑、真菌；③其他如空气粉尘、二手烟等。

因此，大多数患儿不需要检查变应原，通过环境控制和药物控制即可。

环境控制是指尽量避免孩子接触常见的变应原（如动物皮屑等）、控制室内湿度适宜、创造无烟环境、保证充足睡眠、作息正常、外出戴口罩、规律运动（比如游泳）等。

（1）针对尘螨：换掉使用了较长时间的枕头和床垫，或使用特殊的防过敏覆盖物覆盖，移走地毯，定期清洗窗帘和空调，定期除螨虫。

（2）针对真菌：清除可见真菌斑，修补渗水墙壁和水管，清理旧书报，移走地毯和室内植物以防真菌滋生。

（3）针对宠物：保持室内卫生，减少动物皮屑、尿液、口水的污染，有条件者可将宠物移至室外饲养。

（4）针对蟑螂：杀灭蟑螂，不留厨余垃圾和脏碗碟过夜。

预防重于治疗

对于过敏体质或疑似过敏体质的、有过敏家族史或免疫力低下的孩子，家长要格外注意孩子所接触的环境，积极做好预防工作。

（1）注意手部卫生，避免感冒，冬季和花粉多的季节外出时可以戴口罩。

（2）天气干冷的时候，不要让孩子剧烈运动。

（3）远离常见的变应原。

（4）室内通风，每天至少两次，每次不少于 30 分钟。

（5）不要让孩子抱着长绒毛玩具入睡。

（6）定期清理空调过滤网。

（7）建议在浴室和地下室使用除湿机和空气净化器，并定期清理过滤网。

（8）尽量让孩子远离新装修的房子、新车、新买的玩具等。

大部分过敏体质是后天形成的

经常会有一些妈妈来咨询：家里没有人有过敏疾病史，为什么宝宝会患过敏性咳嗽或者过敏性鼻炎呢？

其实，过敏性咳嗽也好，过敏性鼻炎也好，这些过敏性疾病好发于过敏体质的人身上。过敏体质确实和遗传基因有一定的联系，但大部分的过敏体质是后天的生活环境导致的。配方奶喂养、母亲吸烟、过早使用抗生素、暴露于室内的变应原等，都有可能导致宝宝过敏。

可以采用脱敏治疗吗

脱敏治疗主要针对疾病比较严重的患者，或者患持续性过敏性鼻炎或过敏性咳嗽且用其他治疗药物无效的患者。对于 5 岁以下的孩子，不建议进行脱敏治疗。

只有为数很少的变应原所致的过敏反应可以通过脱敏治疗得以缓解。脱敏治疗耗时长，尤其对由复杂诱因致病的孩子见效不明显。家长不妨了解更多防范过敏的知识，做好家庭卫生，而不是简单寄希望于脱敏治疗。

敲黑板划重点

过敏性咳嗽

- 误诊率高达 95％。孩子反复咳嗽不一定是感冒，也可能是过敏性咳嗽。
- 咳"三阵"：晚上睡觉前咳一阵，半夜醒来咳一阵，早上醒来咳一阵。
- 两大病因：过敏体质或家族遗传，接触变应原。
- 预防为主，远离变应原是根本。
- 抗生素和止咳药等对此无效，反而易引起药物不良反应。推荐使用抗过敏药和支气管扩张剂。

过敏性鼻炎

- 过敏性鼻炎是接触变应原导致的，通常不伴随发热。
- 没必要去做"变应原检测"，避免接触常见的变应原即可。不推荐脱敏治疗。
- 常见的变应原：花粉、柳絮、真菌、尘螨、蟑螂、动物皮屑、空气粉尘、二手烟等。
- 儿童过敏性鼻炎推荐药物：糠酸莫米松鼻喷雾剂、布地奈德、西替利嗪、氯雷他定、孟鲁司特钠等。推荐用海盐水清洗鼻腔。
- 可考虑联合用药，效果更好。

雷区 6

扁桃体、腺样体肥大，不当一回事，以为拖拖就好了

果果今年才 5 岁，睡觉时打呼噜，平时张着嘴呼吸，说话时有鼻音，语音含糊，在医院诊断为腺样体肥大，医生建议做手术。果果妈妈十分担心："真的这么严重吗？要做手术吗？扁桃体要不要一起摘除？还会复发吗？"和果果有相似情况的孩子非常常见，当医生给出"扁桃体肥大、腺样体肥大"这样的诊断时，很有可能会建议手术。很多家长都会产生果果妈妈那些疑问，这一章我们就好好聊聊这个话题。

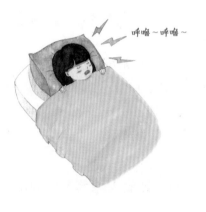

呼噜~呼噜~

扁桃体与腺样体是免疫系统的两个成员，不要混淆

扁桃体和腺样体均属于免疫系统中的"咽淋巴环"，但二者是不同的。

我们常说的扁桃体是指腭扁桃体，是两个淋巴组织团块，是免疫系统的成员，位于口腔后舌根两侧，通常几乎看不到。当扁桃体由于炎症等原因肿大时，才可能被观察到。

腺样体是什么呢？腺样体在两个扁桃体之间，在俗称的"小舌头"后上方，只有借助鼻咽部的侧位 X 线片或纤维鼻内窥镜等特殊手段，才能看到它。每个人出生后都会有腺样体，然后腺样体逐渐长大，在 6~7 岁时达到峰值，10 岁后逐渐萎缩，在 20 岁时几乎完全消失。

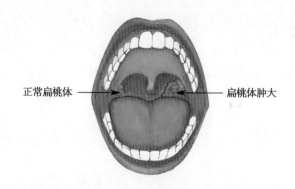

正常扁桃体 —— 　　　　 —— 扁桃体肿大

孩子睡觉打呼噜不是睡得香，可能是腺样体肥大

　　小孩尤其是学龄前儿童打呼噜最常见的原因就是腺样体肥大，有的还会像本节开头的果果那样合并扁桃体肿大。孩子偶尔打呼噜不必太担心，但如果经常性地打呼噜，家长就要警惕了，建议带孩子去医院检查是否为腺样体肥大。除了打呼噜，孩子如果喜欢张口呼吸，或经常掏鼻孔、吸鼻子等，也要警惕。

腺样体肥大的孩子会变笨、变丑吗

　　腺样体肥大会引起鼻、耳、咽甚至是全身的不良症状，比如鼻炎、鼻窦炎、中耳炎、顽固性咳嗽等。

　　(1)"变丑"：肥大的腺样体会堵塞后鼻孔，引起鼻塞不通、打鼾，严重时可以导致呼吸暂停等症状，这时候孩子会张口呼吸。相信很多家长应该看过类似"睡觉时张口呼吸会越来越丑"的帖子，医学上称这种容貌的改变为"腺样体面容"，但关于慢性口呼吸和腺样体面容的相关性目前也存在一定争议。

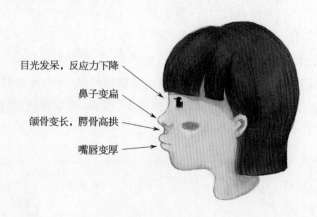

目光发呆，反应力下降

鼻子变扁

颌骨变长，腭骨高拱

嘴唇变厚

(2)"变笨"：腺样体肥大会影响孩子睡眠，使促生长激素分泌减少，影响孩子的身高，而且影响脑部发育。腺样体肥大还可能导致中耳炎，造成听力下降。另外，长期鼻塞容易导致脑部缺血、缺氧，出现精神萎靡、头痛、头晕、记忆力下降、反应迟钝等现象。孩子会显得没有同龄人"聪明"。

关于腺样体、扁桃体肥大的手术，你需要知道这些 ·········●

大多情况下，不需要手术

3 岁以前，一般不考虑通过手术切除腺样体、扁桃体。对于大多数扁桃体和腺样体肥大的病例，临床的处理方式就是"静静地看着你退化"。当然，如果症状严重的话，则应该由医生评估后和家长共同做出决定。

在这期间，如果出现鼻塞、流涕、咽痛、咳嗽、偶尔打鼾发作的情况，一般首选药物治疗控制病情，如治疗鼻炎的鼻喷剂、控制细菌感染的抗生素、促进黏液排出的促排剂等。

若药物治疗的效果不明显，需要考虑手术切除。

什么情况下需要手术

如果是急性细菌感染引起的腺样体肥大，则不需要手术切除，合理使用抗生素即可。

如果腺样体呈慢性肿大，并且引起呼吸困难、打鼾、张口呼吸、过度疲劳或多动等症状，或者引起鼻窦的反复感染以及中耳的反复感染，那么就需要手术切除。

有以下情况，则需要手术：反复的扁桃体感染（①在之前的一年内发作 7 次或以上；②在之前的 2 年内发作 5 次或以上；③在之前的 3 年内每年均发作 3 次或以上）者；扁桃体过度肥大，妨碍吞咽、呼吸或发声音；扁桃体炎曾引起咽旁间隙感染或扁桃体周围脓肿者；其他扁桃体疾病，如良性肿瘤等；经其他措施治疗后效果差的口臭者等。

手术风险是什么

大约 12% 的孩子在做完这个手术之后会发生出血，主要集中在术后 5～7 天或 7～14 天。少量的出血多可以自行停止，如果出血量多，家长要及时联系医生。术前两周应停用一切可能影响凝血功能的药物。

手术后会复发吗

扁桃体一旦被切除就不会再长出来,腺样体长出来的可能性也极低。有些患者在手术后又出现鼻塞、打鼾、咽喉炎症状加重等现象,可能是因为其他淋巴组织的"代偿性增大"导致的。一般来说,可以依靠药物缓解症状,需要再次手术的情况较少。术后3个星期建议去医院复查。

扁桃体或腺样体肥大,切还是不切,需要很多因素综合考虑,利弊也是同时存在的,建议交给专科医生来做判断。

敲黑板划重点

- 扁桃体和腺样体都属于免疫系统,但位于不同的位置。
- 睡觉打呼噜、张嘴呼吸、经常吸鼻子等,可能是因为腺样体肥大。
- 3岁以前,一般不考虑手术切除腺样体或扁桃体。
- 一旦发现腺样体或扁桃体肥大,一般首选药物治疗。
- 术后3周建议复查,最大风险是出血。
- 手术治疗后,一般不需要二次手术。
- 是否手术,需要医生综合评估给出建议。

雷区 7

儿童家庭雾化，随意选择药物和装置

萌萌出生后感冒诱发哮喘 4 次，多在秋冬季发生，家长选择家庭雾化长期治疗哮喘，已经治疗 3 个月，发现疗效不佳。经过询问后得知，他们购买的是不推荐儿童使用的超声雾化机，不但浪费了药物，还耽误了治疗。在某地段医院，竟然还给患者吸入静脉注射药物做雾化，甚至雾化吸入中药。

宝爸宝妈们应该对雾化并不陌生，有些还会选择在家里自行给孩子进行雾化。然而，家庭雾化也有很多风险和潜在的危险。家长给孩子进行家庭雾化时，由于不能评估孩子病情的轻重、是否有缺氧、该什么时候雾化、雾化时用什么药，也不知道什么情况可能是病情加重、什么情况是药物的不良反应。出现了不良反应怎么办？出现了窒息怎么办？今天我们就来认真梳理一下家长们所关心的雾化问题。

什么是雾化治疗

用雾化装置将药物（溶液或粉末）分散成微小的雾滴或微粒，使其悬浮于气体中，然后通过吸入的方式使其沉积于呼吸道或（和）肺部，从而达到消除炎症和水肿、解除痉挛、稀释或祛除痰液的作用。

可以在家里做雾化治疗吗

雾化吸入药物治疗是应对儿童呼吸道疾病常用的治疗方法。药物被雾化成细小的颗粒，直接到达靶器官，作用更直接、快速、有效，不良反应更小。

可以在家中做雾化治疗。其实，许多欧美国家都认为，家庭雾化治疗对某些疾病是一种有效的治疗方式。在家中开展雾化治疗，可大大提高给药的及时性、方便性和舒适度，也可避免交叉感染，节省反复去医院的时间。特别是对于因病情需要长期雾化吸入治疗的儿童,雾化治疗是一种安全、有效、易行的治疗方法。

什么时候适合雾化治疗

哮喘、毛细支气管炎、喉炎、呼吸道合胞病毒感染、儿童哮喘急性发作期、儿童哮喘缓解期长期治疗、咳嗽变异性哮喘等都可以进行雾化治疗。注意:**不是所有咳嗽的孩子都需要做雾化治疗**。

哪些药物能够雾化吸入

针对不同疾病,选择的雾化治疗药物也不同。喘息或哮喘发作应该使用布地奈德混悬液联合 β_2 受体激动剂(如沙丁胺醇或特布他林混悬液),严重时可再增加 M 受体拮抗剂异丙托溴铵;儿童哮喘缓解期应单独吸入布地奈德。不推荐雾化吸入静脉使用抗生素、中药注射剂和静脉使用糖皮质激素。有些药物在雾化治疗时常用,但是志玲博士个人不推荐,比如地塞米松、庆大霉素、茶碱等。

以下药物可以雾化吸入

(1) 糖皮质激素:吸入性糖皮质激素是当前治疗儿童哮喘最有效的抗炎药物。大量研究证实其可有效缓解哮喘症状、提高生活质量、改善肺功能、控制气道炎症、减少哮喘急性发作次数以及降低病死率。

布地奈德混悬液(普米克令舒)能使支气管痉挛得到快速缓解,在急性发作期应与 β_2 受体激动剂(如博利康尼雾化液、万托林雾化液)或(和)异丙托品雾化液联合使用。此药不良反应轻微,较常见的是声嘶、咽喉部不适、口腔念珠菌病等,为预防这些不良反应,应谨记每次吸入后要漱口。

(2) 支气管舒张剂:这是呼吸科最常用的药物,常用来雾化吸入的包括吸入用硫酸沙丁胺醇溶液、硫酸特布他林雾化液、异丙托溴铵雾化吸入溶液。这些雾化吸入平喘药的不良反应一般较为轻微,目前很多医院都会有其复方制剂,比如可必特液(吸入用复方异丙托溴铵溶液),主要成分包括异丙托溴铵和沙丁胺醇,同时应用 β_2 受体激动剂和抗胆碱能药物,平喘效果可以叠加,一般每日用药 2~4 次。

茶碱类药物虽然也有平喘作用,但其对呼吸道上皮有刺激作用,不推荐用于雾化吸入给药。

（3）黏液溶解剂： 临床上，氨溴索注射液和注射用糜蛋白酶常常作为黏液溶解剂而被雾化吸入使用。虽然很多报道称雾化吸入氨溴索的祛痰疗效不错，国外已经有氨溴索的雾化吸入制剂，但国内说明书目前未提及可将其用于雾化吸入。

至于 α 糜蛋白酶（注射用糜蛋白酶），其说明书明确提及可用于雾化吸入给药，临床也常常这样做，但没有证据表明其可以被吸入中小气道从而产生治疗作用，也没有配伍相关的药理学研究数据。

● **儿童常用雾化药物推荐剂量表**

药品名称	推荐剂量
布地奈德混悬液	0.5～1 毫克/次，每日 2 次
氟替卡松混悬液	4～16 岁：1 毫克/次，每日 2 次
硫酸沙丁胺醇	2.5～5 毫克/次，每日 3～4 次
硫酸特布他林	初始治疗可按需用药，不必定时用药 体重>20 千克：5.0 毫克/次，体重≤20 千克：2.5 毫克/次
异丙托溴铵	6～12 岁：250 微克/次，重症可增加至 500 微克/次 <6 岁：250 微克/次，重症可增加至 500 微克/次
肾上腺素（1：1 000）	<2 岁：1.5 毫克/次，每日 2～3 次
高渗盐水（浓度为 3%）	<2 岁：2～4 毫升/次，每日 3～4 次
乙酰半胱氨酸雾化液	每次 3 毫升，每日 1～2 次

应选择合适的雾化装置

选择家庭雾化器时应优先考虑雾化微粒小、噪声小、药物残留量小、出雾效率高、体积小而便于携带的雾化器。**建议选择压缩泵（或氧气驱动）雾化，不能选用超声雾化。**

这里要注意一个数值——有效雾化颗粒。它是指能沉积于呼吸道和肺部，并有治疗价值的雾化颗粒，直径应为 0.5～10.0 微米，以 3.0～5.0 微米为佳。最简便的判断有效雾化颗粒的方法是：拿一张纸对着气雾，能使纸张变湿的是水雾（对支气管和肺部来说，不达标），不能使纸张变湿的是气溶胶颗粒，即达到了下呼吸道吸入颗粒要求。

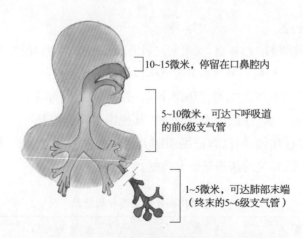

10~15微米，停留在口鼻腔内

5~10微米，可达下呼吸道的前6级支气管

1~5微米，可达肺部末端（终末的5~6级支气管）

● 不同雾化吸入装置的特点

	压缩雾化	氧驱雾化	滤网式雾化	超声雾化
药物微粒直径	◆ 1～5 微米	◆ 1～5 微米	◆ 1～5 微米	◆ 多数大于 5 微米
特点	◆ 最常用 ◆ 结构简单 ◆ 依从性好	◆ 可同时吸氧 ◆ 需达到 6～8升/分	◆ 便携、可倾斜 ◆ 安静	◆ 释雾量大 ◆ 安静
缺点	◆ 噪声大 ◆ 不够便携	◆ 只能在医院进行 ◆ 存在安全隐患	◆ 可吸入比例略低 ◆ 网眼易堵塞 ◆ 滤网耐久性能较低	

不推荐超声雾化的原因

（1）药液气雾颗粒较大，大部分药液只能沉积在口腔、喉部，不适用于治疗下呼吸道疾病。

（2）用药剂量不宜掌握，不便于儿童使用。

（3）超声雾化需要水传导能量，患者吸入过多水蒸气，呼吸道湿化，气道阻力增加，可能产生缺氧。

（4）超声雾化产生的热量可能影响药物稳定性。

家庭雾化时需要注意什么

(1) 体位：雾化吸入时最好选择坐位，或抬高头部并与胸部呈 30°，此体位有利于吸入的药物在终末细支气管沉降。应避免仰卧位。

(2) 时间：雾化吸入应选择在患儿进食前 30 分钟、进食后 1 小时或咳喘明显时进行。对于不配合的婴幼儿，可以选择在睡眠时进行雾化治疗。一般雾化时间为 10 分钟左右，不应超过 15 分钟。如果患儿不配合，不可强制进行雾化治疗，可适当缩短雾化时间或暂停雾化吸入，待其平静后继续治疗。

(3) 清洁：雾化前应清理口腔分泌物、食物残渣，确保药液顺利进入。雾化前建议洗脸，不要涂抹油性面霜，防止药物吸附在面部刺激皮肤。

(4) 呼吸：不必刻意用力呼吸，治疗时应以平静呼吸或间歇性深吸气为佳。可指导患儿用嘴深吸气、用鼻缓慢呼气，使药物更加深入。

(5) 药物剂量：用药的具体组合和剂量需服从医嘱，切忌乱加剂量。不论使用何种雾化吸入器，雾化液的总量至少应该达到 3 毫升，但不超过雾化杯刻度。若药液量不足，可以用生理盐水补足，否则雾化吸入器管道中丢失的液量占的比例过大，会直接影响雾化吸入治疗的效果。

(6) 密切观察：雾化过程中注意观察患儿的病情以及出雾情况，防止窒息，勿将气雾喷入眼睛。如果患儿出现面色苍白或青紫、异常烦躁不安等，应立即停止雾化，必要时需就医。

(7) 雾化后的护理：雾化治疗完毕后，要让患儿漱口以减少药物在口腔和咽部的沉积，防止念珠菌感染。若年龄较小的患儿不会漱口，可用生理盐水棉球擦拭口腔，10 分钟后让患儿喝水或吃奶。此外，应及时为患儿清洗脸部，避免药液残留刺激皮肤。

(8) 清洁消毒：每次雾化结束后，应将面罩或口含嘴用清水冲洗干净，晾干备用，每周使用医用消毒剂浸泡消毒一次。

(9) 家庭雾化有可能导致缺氧和窒息，应格外注意。尤其是小婴儿、咳痰能力弱的患儿、早产出生后肺发育不良以及合并有先天性心脏病的患儿。

敲黑板划重点

- 推荐家庭雾化治疗。
- 建议选择压缩泵（或氧气驱动）雾化，不要选用超声雾化。
- 有效雾化颗粒应在 0.5～10.0 微米，以 3.0～5.0 微米为佳。
- 雾化常用药物：布地奈德混悬液、氟替卡松混悬液、硫酸沙丁胺醇、硫酸特布他林、异丙托溴铵、乙酰半胱氨酸雾化液等。
- 地塞米松、庆大霉素、茶碱等不推荐雾化使用。
- 雾化吸入时最好选择坐位，或抬高头部与胸部呈 30°的体位。
- 雾化时可指导患儿用鼻深吸气、嘴巴缓慢吐气。
- 一般雾化时间为 10 分钟左右，不应超过 15 分钟。
- 如果患儿不配合，不可强制进行雾化治疗。
- 雾化前后均要给孩子洗脸、漱口。

雷区 8

宝宝皮肤出现问题，以为都是湿疹

婴儿的皮肤是最让人羡慕的，所谓"满满的胶原蛋白"，我们一般见到的婴儿也是白白嫩嫩惹人喜爱。小宝宝的皮肤十分娇嫩，很轻微的刺激就会使宝宝的皮肤患病。当孩子出现皮肤问题后，许多家长都会认为是湿疹。鉴于家长们对湿疹的咨询非常多，所以志玲博士单独用一章来讲讲宝宝皮肤问题，特别是湿疹的用药和护理。

孩子为什么会得湿疹

湿疹，通常指特应性皮炎，常见于 2～3 个月的宝宝，大部分在 5 岁前出现，而于 15 岁后消退，也有少部分孩子会持续至成年。

皮疹常出现在面颊、手肘、膝盖、身躯等部位，2 岁后较多出现于颈项和手脚的褶皱部位。疹子没有明显分界，严重者还会有水疱。

湿疹的诱发因素很复杂，通常认为有两个关键因素：一个是遗传，一个是过敏。所以当家族成员中有人患有过敏性疾病，比如过敏性咳嗽、哮喘、过敏性皮炎等时，孩子患过敏性疾病的可能性非常大。其次，因为孩子的免疫系统还未发育完全，容易受到外界粉尘、花粉、尘螨等变应原的影响从而患湿疹。另外，奶蛋白过敏也是引起婴儿湿疹的主要原因。

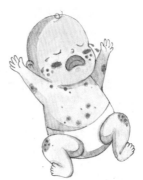

孩子得了湿疹，"四大护理"需谨记

宝宝得了湿疹，日常护理非常重要，以下几点应引起注意。

（1）保持皮肤湿润：使用适合宝宝的润肤霜，在洗浴擦干皮肤后尽快涂抹至全身，每天至少涂抹一次。原则是只要皮肤摸起来觉得干燥，就要及时涂抹，以达到长期保湿皮肤的目的。

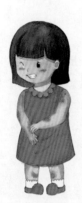

（2）避免刺激原：尽量避免给宝宝穿化纤制品的衣物，防止对宝宝皮肤产生刺激，应选择棉质的衣物；减少肥皂、洗衣液等可能产生的刺激；远离常见的变应原（奶制品过敏最为常见）。另外，母乳喂养的孩子若出现湿疹，则妈妈可尝试饮食调整。

（3）避免搔抓：抓挠会使皮肤破溃甚至导致感染，应尽量避免宝宝抓挠自己的皮肤，注意及时为宝宝修剪指甲等。

（4）病情严重的宝宝应及时就医：若孩子身上的疹子面积逐渐扩大，有些甚至渗出液体，孩子感觉非常痒、脾气暴躁等时，建议尽快就医。

关于湿疹的治疗，你需要知道这些

湿疹无法根治，建议对症治疗

这里必须清楚，针对轻度湿疹，通过上面介绍的四大护理即可痊愈，不需要服药。但是当病情严重到影响孩子的正常生活，则需要遵医嘱服用药物进行缓解。

（1）皮肤瘙痒难耐，推荐使用二代/三代抗组胺药：当痒得厉害时，可以适当服用抗过敏药物。推荐二代抗组胺药，比如氯雷他定、西替利嗪，通常一天服用一次即可。不建议使用扑尔敏，它属于一代抗组胺药，止痒效果比西替利嗪等二代抗组胺药强些，但是不良反应明显，容易导致嗜睡、乏力等，且不适合

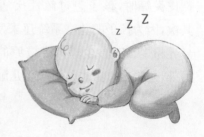

用于 2 岁以下的孩子。

此外,不推荐使用炉甘石洗剂涂抹湿疹皮肤来止痒,因为这样可能会导致皮肤更干燥,进而可能会越来越痒。

(2) 皮肤破损感染,需联合抗感染药膏:当孩子因为挠痒痒不小心挠破皮肤并且导致了感染,要给孩子涂抹抗感染的药膏。细菌感染可涂抹莫匹罗星或红霉素软膏,真菌感染可涂抹咪康唑软膏(达克宁)等。但应注意与激素药膏间隔半小时再涂抹。

中重度湿疹,首推外用糖皮质激素

外用糖皮质激素的软膏目前仍是治疗和控制各期湿疹的一线药物,在医生指导下用一些温和的、适度强度的软膏一般是安全的,不会导致"性早熟""内分泌失调"等很多家长担心的问题。但在使用激素药时要注意以下几点。

(1) 应根据年龄、病情严重程度、部位和皮损类型选择不同强度和剂型。

(2) 尽可能选择中、弱效激素,尤其是薄嫩部位,应避免使用强效激素。常用的外用激素从弱到强的顺序是:1%氢化可的松、0.05%地奈德、0.1%丁酸氢化可的松(尤卓尔)、0.1%糠酸莫米松(艾洛松)、倍他米松、氯倍他索。如果市场上买不到1%氢化可的松乳膏,可以用地奈德乳膏,或用尿素乳膏1:1或者2:1稀释尤卓尔来代替。(具体药物请参考本书第 70 页表格"常见外用糖皮质激素的分级及注意事项一览表")

(3) 控制涂抹量和使用频率。除非在医生指导下使用,否则连续使用最好不要超过 2 周,使用面积不要超过体表面积的 1/3。将软膏均匀、薄薄地涂抹在湿疹部位表面,使皮肤有闪亮即可。**一个指尖长度**的软膏量可以涂抹整个手臂或腿部,一般每日仅需涂抹 1~2 次。

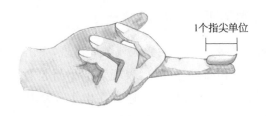

1个指尖单位

可间歇使用他克莫司等免疫抑制剂

激素药是中、重度湿疹的一线治疗药物,免疫抑制剂是二线治疗药物。当湿疹病情严重,需要长期使用强效激素药,或者针对眼睛、生殖器等敏感部位用药时,为避免激素可能带来的不良反应,医生一般会间歇性地给患儿使用他克莫司等药物。

目前主要的药物有 1％吡美莫司乳膏(爱宁达)和 0.03％及 0.1％他克莫司软膏(普特彼)(用于 2 岁以上的儿童)。0.03％和 0.1％浓度的他克莫司软膏均可用于成人,但只有 0.03％浓度的可用于 2 岁及以上的儿童。吡美莫司乳膏多用于轻、中度湿疹,他克莫司软膏多用于中、重度湿疹。此类药物不导致皮肤萎缩,可上调皮肤屏障相关基因表达,增加皮肤含水量,减少经皮水分丢失,发挥修复皮肤屏障的作用。用药后要注意避光。

孩子出现皮肤问题,不一定就是湿疹

如果宝宝出现皮肤问题,首先要清楚可能是什么疹子,不要盲目解决。以下是很容易与湿疹混淆的其他疹子的用药及护理。

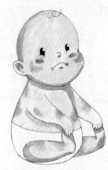

新生儿荨麻疹

新生儿荨麻疹常于出生后 2～3 天出现,可能发生在全身或局部,多出现于面颊、身躯、背部和手脚等部位。皮疹发痒,由凸起的红包组成,上面有可能有针尖般大小、白色或黄色凸起的丘疹,在感染的皮肤周围没有剥落的皮屑。

通常是由过敏引起的,常于出生后数天至数周自然消失,不需要特别治疗。不需要挤压或涂抹任何药膏。

新生儿头部脓疱病(旧称"新生儿痤疮")

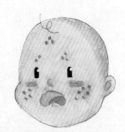

新生儿头部脓疱病常于出生后数天或数周出现,多出现于宝宝的眉毛、额头和面颊等部位,表现为细小凸起的红疹。多因母体内源性雄激素所致。通常在出生 6 个月后逐渐消失,不需要特别治疗。保持皮肤清洁干爽即可,不要挤压或涂抹任药膏。

粟粒疹

粟粒疹见于新生儿,在鼻头上出现小白点或者黄色点点,甚至蔓延至脸颊部位。皮疹为针尖般大小的白色或黄色小丘疹,但触摸时感觉较扁平。本病与皮脂腺未完全发育有关。通常在出生后 2～3 周会自然消失,不需要特别治疗及护理。不要挤压或涂抹任何药膏。

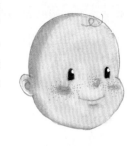

脂溢性皮炎

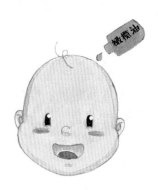

脂溢性皮炎别名乳痂、头泥,常见于 3 周～3 个月宝宝,但大部分会在半岁左右逐渐减退。常出现于皮脂腺较多的部位,例如:头部、前额、面颊、眼眉、耳朵、腋下、腹部和大腿间的皱褶部位。在头皮出现时,被称为乳痂或头泥。患处皮肤会轻微变红,黏着油腻的小薄片或黄色的厚鳞屑,形成一层疮痂。宝宝一般不会发痒。本病发病机制尚未明确,不会传染。

护理上注意:①用清水给宝宝清洁皮肤,不要使用肥皂或沐浴液;②每次清洁皮肤后,给宝宝涂上保湿润肤霜,保持皮肤滋润;③如果乳痂太厚,可以把润肤剂(如凡士林、植物油)涂抹在头泥上,等 20 分钟头泥软化后,再用棉球轻轻抹走,再用婴儿洗发液清洗,并用梳子清理黏着在头发上的乳痂;④如果频繁地洗头并没有改善乳痂,或出现头皮红肿发炎,或者皮疹蔓延到宝宝面部、脖子及其他褶皱部位,需要及时就医。

尿布疹

尿布疹俗称红屁股,在尿片或尿布覆盖的范围,如外阴、会阴、臀部、下腹部、大腿上部等处出现皮疹。起初为红斑,接着便出现细小凸起的红疹。因尿液及排泄物刺激皮肤引起。

护理上注意:①勤换尿片,保持宝宝的臀部清洁、干爽,推荐用纸尿裤;②换尿

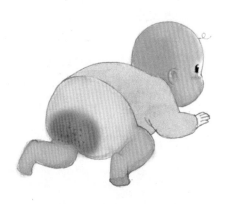

片时,用温水清洗臀部,尽量避免使用湿纸巾,以减少对宝宝皮肤的刺激;③清洁完臀部以后,先让宝宝臀部暴露在空气中,直到皮肤干爽,再覆上尿片;④为宝宝涂上护臀膏可以阻隔排泄物接触皮肤;⑤如果是重度尿布疹,需要涂抹激素,每天 2 次使用地奈德乳膏后,10 分钟左右再涂抹护臀霜。

痱子

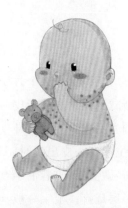

痱子常发生在宝宝颈项、背部和胸前等处,表现为界限清晰的细小凸起的红疹,严重的有白色脓点。常因天气炎热或者宝宝穿着过多,导致过热流汗,汗液积聚在皮肤上而引起。

护理上注意多用清水给宝宝清洁皮肤;降低室内温度,穿着适量的衣物,不要太紧太厚。最好不要给宝宝抹痱子粉,因为很容易被吸进肺里,有健康隐患。常给宝宝剪指甲,避免搔抓,防止继发感染。

敲黑板划重点

- 湿疹不怕湿,特别怕干燥,记得要及时、足量、多次地进行保湿,建议使用温和的保湿霜,遵医嘱使用激素软膏。
- 有过敏家族史的孩子要避免接触常见的变应原。
- 规避一切可能加重宝宝湿疹的因素,穿透气棉布衣服。
- 外涂激素是治疗湿疹最推荐的一线方法。
- 遵医嘱使用激素药很安全,不会导致"性早熟"。
- 面部和生殖器周围等敏感部位不可长期用激素药,2 岁以上宝宝可涂 0.03% 的他克莫司软膏。
- 口服抗组胺药推荐二代,如西替利嗪、氯雷他定。
- 注意区分湿疹和荨麻疹、痱子、新生儿头部脓疱病等。

雷区 9

孩子拉肚子很正常，过段时间就好了

儿童腹泻是一种常见疾病，但是对于儿童腹泻的治疗和用药，家长往往因为认识不足而处理不当。孩子腹泻了，家长不要过度惊慌，也不要觉得微不足道而不去采取措施。志玲博士在临床中就遇到过类似的情况，有些家长认为"孩子腹泻不就是拉肚子嘛，应该是吃错东西了，过段时间就好了"，因而忽略了孩子病情的发展，最后孩子因过度脱水甚至出现休克。

大部分孩子腹泻都是病毒感染（如诺如病毒、轮状病毒）引起的，少部分是细菌感染或者食物中毒。大部分腹泻和感冒一样都是自限性疾病，即使不去看医生、吃药，依靠孩子自身免疫力，疾病也会慢慢好转。孩子腹泻时用药的核心目的并不完全是止泻，而是要针对病因治疗，同时及时预防、纠正脱水和电解质紊乱。

依据孩子脱水程度，家长需采取不同措施

脱水程度分为轻度、中度、重度。当孩子是轻度、中度脱水时，家长可以给孩子口服补液盐、蒙脱石散辅助治疗，在家里操作即可。若孩子出现中、重度脱水的情况，须及时就医诊疗，这时往往需要紧急静脉输液以防孩子出现休克等严重情况。

常常有家长反映，腹泻患儿哭的时候没有眼泪，会不会是装的？其实发生这种情况时，孩子可能已经脱水很严重了，家长因为缺乏判断能力，容易错过治疗时机。家长在孩子发生腹泻时，可按照以下表格内容对孩子的脱水情况进行评估。

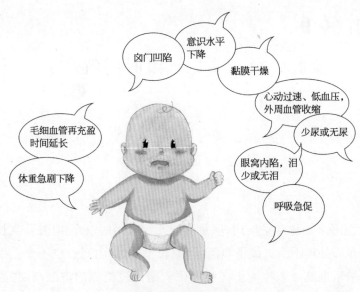

囟门凹陷

意识水平下降

黏膜干燥

心动过速、低血压，外周血管收缩

少尿或无尿

毛细血管再充盈时间延长

眼窝内陷，泪少或无泪

体重急剧下降

呼吸急促

婴幼儿脱水症状示意图

● 孩子腹泻脱水程度评估

脱水程度	轻度	中度	重度
丢失体液(％)	≤5％	5％～10％	＞10％
精神状态	稍差	萎靡或烦躁不安	嗜睡甚至昏迷
皮肤弹性	尚可	差	极差
黏膜	稍干燥	干燥	明显干燥
前囟、眼窝	稍有凹陷	凹陷	明显凹陷
肢端	尚温暖	稍凉	凉或发绀
尿量	稍减少	明显减少	无尿
脉搏	正常	增快	明显增快且弱
血压	正常	正常或稍降	降低、休克

孩子腹泻，首选口服补液盐

强烈推荐口服补液盐用于预防脱水和治疗轻、中度脱水。口服补液盐在一般的药店并不容易买到，可以去医院开药并在家中常备。如果出门在外，在没有口服补液盐的情况下，可以在 1 升水里混入 3 克食盐和 18 克蔗糖来应急。

目前,市面上的口服补液盐主要有两种:口服补液盐Ⅱ和口服补液盐Ⅲ。建议首选口服补液盐Ⅲ。给孩子服用口服补液盐时,请按照使用说明书加水调制。口服补液盐如果不能一次喝完的话,可以每 2～3 分钟喂一次,每次 5～15 毫升,并在大约 4 小时后再次评估脱水情况。

这里再次重申下,当孩子处于严重脱水初期、频繁和持续呕吐(1 小时呕吐 4 次以上)以及患有伴疼痛的口腔疾病(如中、重度鹅口疮)时,很难通过口服补液盐来补充液体,需要去医院进行静脉补液。

急性腹泻患儿,注意补锌

推荐急性感染腹泻患儿在喝够补液盐后辅助补锌治疗。小于 6 个月的患儿一般不需要补;大于 6 个月的患儿,每天补充元素锌 20 毫克。一共需要补锌 10～14 天。

常见的补锌药物有硫酸锌和葡萄糖酸锌。元素锌 20 毫克相当于硫酸锌 100 毫克、葡萄糖酸锌 140 毫克。

谨慎使用止泻药

腹泻一般不建议使用止泻药。就像大禹治水一样,堵不如疏。孩子在拉肚子的过程中,也是不断把体内病原体、毒素等排出体外的过程,一味地止泻会抑制这一"排毒"过程,也会影响医生对孩子病情的判断。

蒙脱石散很好用

蒙脱石散(商品名如思密达、肯特令),是一种吸附剂,有一些低质量的证据表明,蒙脱石散用于治疗儿童急性水样腹泻可以缩短腹泻病程,减少腹泻排便次数和量。蒙脱石散的作用机制是物理止泻,须在饭前半小时服用,它会在消化道黏膜上形成一层保护膜并吸附病原体、毒素等。因此,若孩子同时在服用其他药物,需要与蒙脱石散间隔 1～2 小时服用,否则会影响其他药物的吸收。蒙脱石散的用法和用量如下。

(1) 小于 1 岁的患儿:每天 1 包,分 3 次服用。

(2) 1～2 岁患儿:每天 1～2 包,分 3 次服用。

(3) 2 岁以上患儿:每天 2～3 包,分 3 次服用。

蒙脱石散应先用温水溶解,搅匀后再服用。若蒙脱石散服用过量,可能会出现便秘的现象,应引起注意。

严禁给儿童服用成人止泻药,并慎用抗生素类药物

有些家长在孩子腹泻时会直接给孩子服用成人用的止泻药,甚至在一种止泻药没什么效果时,会换一个强效一点的。这是很危险的行为!成人腹泻时常用的止泻药,如复方地芬诺酯片(止泻宁)、盐酸洛哌丁胺胶囊(易蒙停)等,效果比较强劲,禁止给 2 岁以下的婴幼儿服用。

绝大多数腹泻不需要使用抗生素,用抗生素反而会延长病程;只有患少数疾病,如痢疾、霍乱、伤寒、细菌肠炎等的儿童,才需要在医生指导下使用抗生素进行治疗。

慎用消旋卡多曲(杜拉宝)

杜拉宝能明显缩短 1 月龄以上急性水样腹泻患儿的病程,但不作为首选治疗药物。必要时可以尝试使用。儿童最常用剂量为每次 1.5 毫克/千克,每天 3 次,餐前服用,一般服用 5 天,连续服用不得超过 7 天。家长不可随便给孩子服用杜拉宝,要遵医嘱服用,特别是婴幼儿。

孩子腹泻,可以用益生菌吗

临床上对于是否应该给腹泻孩子服用益生菌的争议比较大。志玲博士个人认为,在孩子腹泻时且喝够补液盐后,可以适当服用益生菌来缓解病情。当然了,健康的宝宝没必要一直服用益生菌,目前医学上并没有证据提示长期服用益生菌有明显的获益。市面上益生菌的产品让人眼花缭乱,但选择的时候要本着"只选对的,不刻意选贵的"的原则。

服用益生菌时要注意以下几点。

(1) 若暴露在空气中,活菌易失去活性,所以打开后应尽快服用。

(2) 应使用不超过 40 ℃的温水冲服,避免水温过高将活菌烫死。

(3) 抗生素是用来杀灭细菌的,与益生菌一起使用可能会把活的益生菌杀死。因此,两者的服用时间最好间隔 2 小时以上。但布拉氏酵母菌散(亿活)对抗生素不敏感,可以与抗生素同时使用。

(4) 蒙脱石散可以吸附肠道中的细菌(也包括益生菌)、病毒等,因此益生菌

与蒙脱石散的服用时间最好间隔1～2小时。

（5）有些益生菌要求冷藏保存，有些室温保存就可以，妈妈们在购买时一定要看清说明书。

（6）使用时需留意辅料成分。部分益生菌制剂中含有牛奶蛋白成分，对牛奶蛋白过敏的宝宝若服用，则会发生过敏症状。布拉氏酵母菌（亿活）含有果糖和乳糖，对果糖和乳糖不耐受的宝贝应避免使用。

儿童腹泻家庭护理要点

母乳喂养的患儿可继续母乳喂养，但母亲要注意少喝刺激性饮料，如咖啡、茶、可乐等；奶粉喂养的孩子若腹泻，通常不需要暂停配方奶，但如果腹泻超过2周不愈，考虑有乳糖不耐受的情况，可以考虑添加乳糖酶或更换为低乳糖或无乳糖配方奶，待腹泻缓解后再逐步换回原先的配方奶。

年龄较大的儿童（1岁以上）腹泻，饮食可不加以限制，包括谷类、肉类、酸奶、水果、蔬菜。不推荐含糖高的食物，包括碳酸饮料、果冻、罐装果汁、甜点、运动饮料和其他含糖饮料。不推荐进食脂肪含量高的食物。饮食要清淡，还应少食多餐（可以一天吃6顿）。

为防止过度擦拭屁股而导致"红屁股"，可涂抹氧化锌软膏或者凡士林。

平时要做好预防工作，如勤洗手、提倡母乳喂养、接种轮状病毒疫苗等。

敲黑板划重点

无脱水体征和有轻度脱水体征时可进行家庭治疗，治疗方式包括：给予患儿足够的口服补液盐以预防脱水；补锌治疗；尽早恢复饮食，吃低乳糖或无乳糖配方奶粉。

以下情况须带着孩子的粪便及时送孩子去医院诊治（由医生决定是否需要验大便）：①腹泻剧烈，大便次数多或腹泻量大；②不能正常饮食；③频繁呕吐、无法口服给药；④腹泻伴随发热（＜3月龄38℃以上，＞3月龄39℃以上）；⑤脱水体征明显，有明显口渴、眼凹、烦躁、容易被惹怒、精神萎靡；⑥大便带血；⑦患儿小于6月龄和有其他合并症状时。

雷区 10
搞不清楚诺如病毒或轮状病毒感染的应对方案

每逢秋冬季,有两种病毒就会成为侵害儿童及婴幼儿肠道并导致婴幼儿腹泻的元凶,它们分别是诺如病毒和轮状病毒。

诺如病毒 PK 轮状病毒

就全世界而言,1/5 的急性胃肠炎都是由诺如病毒引起的。美国、澳大利亚、加拿大、德国等多个国家都曾经大规模爆发过诺如病毒感染。从某种程度上而言,诺如病毒的危害远远大于轮状病毒。在我国,早年是轮状病毒感染比较常见,近一两年诺如病毒的发病率有上升趋势。

由于轮状病毒与诺如病毒感染导致的症状极其相似,所以很多家长容易混淆。一般 2 岁以下的孩子患的都是轮状病毒感染,2 岁以上儿童则考虑其他肠道病毒。诺如病毒全年均可发生感染,寒冷季节高发,而轮状病毒在每年秋季流行。两种病毒感染的具体区别可详见下表。

● **诺如病毒和轮状病毒感染特征对比**

	诺如病毒	轮状病毒
俗称	冬季呕吐	秋季腹泻
高发时段	全年,尤其是在 11 月到次年 2 月的寒冷季节	秋冬季
感染对象	所有人,尤其是成人和学龄儿童	婴幼儿
传播途径	食用或饮用被诺如病毒污染的食物或水;接触病毒感染者的呕吐物、粪便及污染的物品;患者呕吐时产生的喷沫等	粪口途径及呼吸道传播

	诺如病毒	轮状病毒
潜伏期	1～2 天	2～3 天
病程	2～3 天	5～10 天
典型症状	儿童恶心呕吐较重；成人腹泻较重	水样或蛋花汤样便
腹泻特征	黄色稀水便，每日数次至数十次不等，无脓血与黏液	大便每日数次或数十次，多为水样或蛋花汤样，偶有黏液，无脓血，多无特殊腥臭味
痉挛性腹痛	多见	少见
发热	多为低热	可伴有低热或高热
头痛、肌肉酸痛	可伴有	少见
脱水	可伴有	常见
便常规	多无异常	或有少量白细胞
便培养	无致病菌生长	无致病菌生长
大便病毒检测	可快速诊断	可快速诊断
治疗	对症治疗	对症治疗
隔离时间	隔离至症状消失后 48 小时	隔离至症状消失后 48 小时或遵医嘱
疫苗	暂无疫苗	国产轮状病毒疫苗接种程序与进口疫苗不同，须按说明书接种

有哪些药物可以使用

目前还没有可以治疗诺如病毒和轮状病毒的特效抗病毒药物。根本不需要使用抗生素，因为抗生素是对抗细菌的，对病毒毫无办法。如果滥用抗生素，还可能伤害肠道的正常菌群，从而加重腹泻。

两者都是自限性疾病，对症治疗即可。

(1) 针对恶心、呕吐：对轻、中度症状的患者通常不建议使用止吐药，可以通过清淡饮食、少食多餐等措施缓解；重度症状的患者可以在医生的处方下使用止吐药（如昂丹司琼等）。

(2) 针对发热：对于发热，注意充分补液，无脱水时可以口服退热药对乙酰氨基酚或布洛芬。

(3) 针对腹泻：通常不要使用止泻药，尤其是儿童。如果腹泻频繁的话，可以考虑服用蒙脱石散。腹泻不可怕，怕的是出现脱水，严重脱水会危及生命。预防脱水最好的措施是及时补液,首选的补液方式不是打点滴,而是服用**口服补液盐**,在药店或者医院里都可以买到,自己在家就可以服用。不推荐饮用果汁或者运动饮料。

(4) 适当补充益生菌:腹泻期间,肠道的益生菌会有不同程度的丢失,可以适当补充益生菌,帮助肠道尽快恢复正常功能。

如何护理病毒感染的患儿

(1) 隔离:患儿需居家或在医院隔离治疗;需要单独饮食和使用专用生活用品(包括马桶、痰盂)。

(2) 防护:处理患儿的呕吐物和粪便时一定要戴手套和口罩;接触患儿及其污染的物品后应及时洗手。

(3) 消毒:防止交叉感染,暴露在学校教室、公共场所、家庭等地的呕吐物应先用一次性吸水材料全面覆盖,再倒 5 克/升~10 克/升的含氯消毒剂在一次性吸水材料表面,消毒 5~10 分钟后再清理;患儿使用过的洁具也应彻底消毒。

(4) 记录:应认真记录患儿腹泻次数、尿量、水的补充量,并注意观察是否有脱水及脱水的严重程度等(脱水的严重程度判断可参考本书第 46 页)。

(5) 腹泻期间不需要禁食:即便孩子有呕吐,也要保证摄入足量的水和一些清淡的食物,以提供营养和能量。如果呕吐比较严重,可以先暂时禁食,但也要保证水或补液盐的供给,防止脱水。待孩子呕吐缓解后,可以少量多次食用一些清淡的流质食物,比如稀米粥等。

预防病毒感染有妙招

无论是诺如病毒还是轮状病毒感染,预防重于一切。

(1) 饮食方面,应多吃新鲜蔬菜以及易消化的食品,少吃高脂肪、高糖、高盐食品。

(2) 水果、蔬菜在食用前要清洗干净,食物一定要烧熟后食用,特别是海产品。

(3) 水质不确定的自来水应煮沸后再喝。

(4) 给宝宝准备一套独立的餐具和杯具;已经感染病毒的宝宝要远离厨房。

(5) 要注意勤洗手,常用肥皂和流动水彻底清洁双手,特别是在上厕所、更换尿布后和进食、准备食物之前。

(6) 在病毒感染高发季节,尽量不要带宝宝去人群密集的地方。

(7) 接种轮状疫苗可以有效预防轮状病毒肠炎。

七步洗手法

现在医学界使用的洗手法是"七步洗手法",要把手的七个部位都清洗干净。有句口诀叫"内外夹弓大立腕",口诀中每个字分别对应的含义如下所述。

内：洗手掌。

1. 掌心对掌心揉搓

外：洗手背。

2. 手指交叉,掌心对手背揉搓

夹：两手夹起来搓洗手指缝。

3. 手指交叉,掌心对掌心揉搓

弓：手指弯成弓状搓洗指背。

4. 双手互握揉搓手指

大：洗大拇指。

5. 拇指在掌中揉搓

立：手指立起来搓洗指尖。

6. 指尖在掌心中揉搓

腕：别忘了手腕也要洗干净。

7. 对手腕清洗

敲黑板划重点

1. 诺如病毒感染多表现为呕吐,轮状病毒感染主要表现为秋季腹泻。

2. 诺如病毒感染一般是黄色稀水便,轮状病毒感染典型表现为水样或蛋花汤样大便。

3. 诺如病毒和轮状病毒感染者都建议隔离到症状消失后 48 小时。

4. 预防诺如病毒尚无疫苗,预防轮状病毒推荐口服疫苗。

雷区 11
宝宝牛奶过敏，换成羊奶、豆奶吧

牛奶过敏，或者称牛奶蛋白过敏，是对牛奶中的蛋白质过敏，在儿童群体中非常常见，原因是个体免疫系统对牛奶蛋白反应过度。因个人体质原因，牛奶蛋白过敏的程度也不相同，严重者会导致贫血、营养不良、生长发育延迟等。相比于欧洲人、美国人等，中国人由于遗传体质等原因更容易出现牛奶过敏。

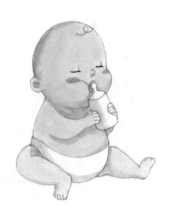

孩子对牛奶过敏，怎么办？不能喝牛奶了？妈妈的母乳又不足，那喝什么？饿肚子吗？

牛奶蛋白过敏的常见症状有哪些

牛奶过敏有三大典型症状。

(1) 消化道症状：孩子可能频繁出现不明原因的呕吐、腹痛、腹泻、肠绞痛、消化不良、腹胀、便秘甚至大便带血。

(2) 皮肤症状：孩子会出现急性的荨麻疹或慢性湿疹。

(3) 呼吸道症状：孩子频繁出现不明原因的咳嗽、打喷嚏等感冒样症状，也会出现鼻炎、支气管炎等，严重的还会有哮喘。

当孩子出现以上症状时，家长要警惕是否存在过敏。可以采取回避加激发试验进行判断：把某种食物停掉，若孩子症状有好转，则为回避试验阳性；回避实验阳性之后，再次尝试食用这种食物，若症状又出现了，则为激发试验阳性。若回避加激发试验阳性，则基本可以判断出孩子对这种食物是过敏的。当然，如果对回避加激发试验把握不准时，建议咨询专业医生的意见。

孩子牛奶过敏，不能喝牛奶，那该喝什么

喝母乳！母乳是孩子最好的免疫保护伞和营养品。当然，如果因为各种原因不能母乳喂养，也可以喝奶粉。市面上的婴儿奶粉主要分为以下四大类。

● **四种婴儿奶粉比较**

奶粉类型	水解程度	成分	致敏性
整蛋白奶粉	最低	整蛋白	高
适度水解奶粉	低	整蛋白＋少量肽类	一般
深度水解奶粉	较高	肽类＋少量游离氨基酸	较低
氨基酸奶粉	高	游离氨基酸	无

建议根据孩子对牛奶蛋白过敏的严重程度，合理选择合适的奶粉。最常见的选择是深度水解奶粉以及氨基酸奶粉。不需要担心孩子喝这些会营养不良，无论是水解奶粉还是常规的奶粉，营养价值是一样的。

我家宝宝是纯母乳喂养，为什么还会对牛奶过敏

纯母乳宝宝出现牛奶过敏相关症状可能是因为妈妈摄入了牛奶。在家庭环境中吸入牛奶液滴的蒸汽也可能引起呼吸道症状。建议对牛奶蛋白过敏宝宝的妈妈们避免吃含有牛奶蛋白的食物。绝大多数妈妈避食之后孩子的过敏症状都会有所改善。

换一个奶粉品牌，改喝羊奶、豆奶，或者只吃各种辅食可以吗

这些做法都是不可取的。

（1）换奶粉品牌并不能从根本上解决问题，导致孩子过敏的牛奶蛋白仍然存在。要换奶粉类别，比如深度水解奶粉或氨基酸奶粉，才能缓解。

（2）据统计，80％的牛奶过敏患儿对羊奶也过敏。

（3）豆奶中的蛋白质属于植物性蛋白质来源，营养不够全面，不建议孩子长

期饮用豆奶。

（4）6个月以下宝宝在咨询医生之前不建议吃辅食。要根据孩子年龄合理选择辅食，否则易造成营养不良。

什么时候可以换回原来的奶粉

当孩子牛奶过敏，改喝水解奶粉后，一般建议持续喂养6个月以上。6个月后若过敏症状消失，则可按照氨基酸奶粉——深度水解奶粉——适度水解奶粉——常规奶粉的顺序一步步慢慢来，并认真观察孩子情况，直至可以完全换成普通奶粉。

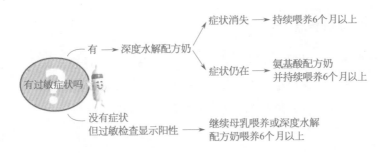

是否有必要做变应原检测

变应原检测，规范名称为"变应原筛查"。所谓"筛查"，也就是说不是所有的东西都要查，自然界成千上万种物质，我们只是选取其中容易致敏的物质进行筛查，所以家长们希望通过变应原筛查明确宝宝所有过敏情况，这是难以实现的。

变应原检测主要包括皮肤点刺试验（类似蚊虫叮咬的感觉）和IgE抗体测定（抽血），不推荐通过口腔黏膜的方式做检查。变应原检测并不能百分之百确诊过敏，存在假阳性和假阴性。查找变应原的金标准还是上面我们提到的食物回避加激发试验。

其次，家长需要认真阅读食品成分或者药物说明书。很多食物和药物中都含有牛奶蛋白，比如部分含有牛奶的饮料（奶茶、咖啡）、面包、乳酪，药品中枯草杆菌、肠球菌等都含有牛奶蛋白。此外，在给孩子看病拿药的时候，一定要把孩子牛奶过敏的情况向医生说明。

敲黑板划重点

- 牛奶蛋白过敏最主要的症状有消化不良、湿疹、呼吸道症状。
- 食物的回避加激发试验阳性,是诊断食物过敏的金标准。
- 争取 6 个月内纯母乳喂养,尽量不要吃奶粉。
- 确诊后推荐选用氨基酸奶粉或深度水解奶粉。
- 不推荐用羊奶、豆奶、米糊等替代牛奶。
- 不能依赖变应原检测,因为存在假阳性和假阴性。
- 很多食物和药物中含有牛奶蛋白,需要小心。

雷区 12
孩子便秘，认为多吃香蕉就行了

儿童便秘很常见,志玲博士在门诊的时候经常碰到宝爸宝妈询问孩子便秘怎么办。宝宝若几天没有便便,肚子会胀胀的,小脸也会憋得通红甚至还会疼得哇哇大哭。这里提醒宝爸宝妈,要把便秘和"攒肚"区别开。

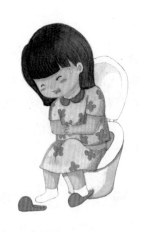

"攒肚"是俗称,通常是指喝母乳的小宝宝可能3~4天甚至7~8天排便一次。但只要孩子能拉出来,且拉的是软便,就不是便秘。有时候宝宝可能粪便量比较多,排便的时候"脸红脖子粗",但只要孩子不哭不闹,也不是便秘。

便秘主要表现为大便次数减少至1周内≤2次,且持续超过1个月,便质干硬,排便不畅、费力甚至大便时出血。

孩子便秘老不好，家长要重视

有部分家长认为,孩子便秘不需要太关注,现在不拉,总会拉出来的。其实不然。便便会在肠道内越积越多,也越来越硬、越来越干,因此就越来越难排出。便秘久了,会造成以下严重后果。

(1)肛裂,甚至肛周感染、脱肛。

(2)孩子没有饥饿感,不爱吃饭,容易导致营养不良,发育落后于同龄人。

(3)孩子易生病,免疫力下降。

便秘主要分为两种——器质性便秘和功能性便秘,孩子便秘大多情况下都属于功能性便秘。极少数儿童会出现器质性便秘,这类患儿一般在新生儿时期

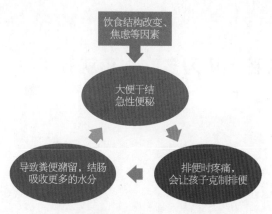

儿童便秘"恶性循环"示意图

就会体现出排便不好等问题。引起器质性便秘的原因有肛门狭窄、先天性巨结肠、无肛、会阴瘘或会阴部手术后引起的肛门狭窄等，这类便秘需要谨遵医嘱进行外科手术治疗。

大多数宝宝的便秘都是功能性便秘，本章所给出的建议也是针对功能性便秘的。

孩子便秘，首先从调整饮食入手

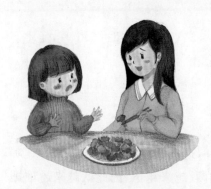

尽量母乳喂养。若孩子喝的是配方奶，不建议频繁换奶粉品牌。宝宝 6 个月大时应及时添加辅食。每天至少吃两次辅食，且选择蔬菜泥、水果泥等纤维含量高的配方，可适量加点食用油。食物不要太精细，可增加糙米、全麦食品等。

通常没必要补充益生菌。目前关于益生菌治疗便秘并没有充足的科学证据。不要过量补钙。补钙过多也会导致孩子便秘。

不要迷信香蕉的作用，吃多了生香蕉反而会引起或加重便秘。在很多国外的文献和经验中，香蕉是经常用来给腹泻孩子吃的，而不是给便秘孩子吃的，因为香蕉可以补钾。对便秘的孩子来说，推荐的水果有西梅、梨、火龙果、葡萄、橙子、木瓜、桃子、苹果、番石榴等。

排便训练很重要

在孩子 18 个月大后，可以开始对孩子进行排便训练。

（1）准备儿童马桶（或安装儿童坐便套），不建议直接使用成人马桶。

（2）定时排便：推荐每天晨起坐便盆，此时不可以玩手机、看书等。

（3）限时排便：一般 5～10 分钟，不要催促孩子。若孩子较长时间仍拉不出来，也不要逼迫孩子长期蹲坐，否则可能引起脱肛或加重便秘。

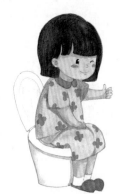

（4）如果孩子不配合，不要责骂、勉强，可暂停排便训练。此时可通过一些绘本读物，让孩子认识到排便是正常的生理现象，人人都要排便。

（5）孩子有时候在接触新环境（比如刚上幼儿园）时，由于心理因素等会憋着，不在外面大便，时间久了也会导致便秘。家长关注到这种情况时，要及时和孩子沟通，打消孩子的心理顾虑，保持定期排便的好习惯。

必要时使用通便药物

如果通过饮食调整、排便训练等都不能缓解孩子便秘的情况，则要在医生的指导下使用药物。因为便秘好发于任何年龄，家长千万不可根据自己的经验给孩子用药。针对小儿便秘，临床上现主张选择膨松剂和渗透性通便剂，避免长期应用刺激性泻剂。

（1）乳果糖：乳果糖是孩子便秘的首选药物，是渗透性缓泻药，安全系数较高，且口味是甜的，孩子容易接受。乳果糖不被人体吸收，在结肠中通过消化细菌分解后释放有机酸，导致肠道内 pH 下降，并通过渗透作用增加结肠内容量，刺激结肠蠕动，从而保证大便通畅，缓解便秘，同时恢复结肠的生理节律。但它最明显的缺点是会在细菌作用下产生气体，可能引起腹胀等不适感。

（2）聚乙二醇 4000（舒泰清）：聚乙二醇 4000 是最常见的膨松剂，不被人体吸收，进入肠道后形成柔软的凝胶，可降低粪便硬度，有利于排便。它不会导致腹胀或胃肠胀气，也不会导致水盐代谢紊乱，因此更适用于治疗婴幼儿的便秘。

但该药不宜用于炎症性器质性肠病及未确诊的腹痛患者。服用此药时最好与其他药物间隔 2 小时。

（3）小麦纤维素颗粒： 主要成分为小麦纤维素，是一种不能被消化的纤维素制剂，可以增加其水结合能力，使得粪便排出更加顺畅。建议使用期间喝足量的水。用于 6 个月以上儿童时可将其加入食物或饮料中服用。

（4）开塞露： 开塞露是刺激型泻药，主要成分是甘油，通过肛门插入给药。可偶尔使用，不建议长期使用。长期使用会造成孩子对药物产生依赖，形成不使用开塞露就不大便的习惯。若临时没有开塞露，可用肛门温度计抹上凡士林或者植物油来进行刺激。

辅助按摩

以肚脐为中心，按顺时针方向轻轻按摩孩子的腹部，促进孩子的肠蠕动，可缓解便秘。

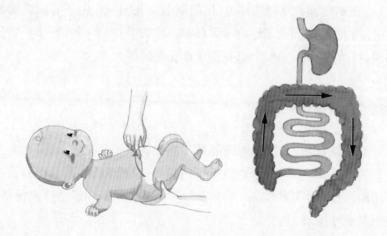

Tips

儿童便秘重在预防，合理膳食、适量运动、保持心情愉悦均有助于预防和缓解便秘。便秘的孩子如果在尝试上面的办法 24 小时后还没排便，建议就诊。严重者需排查器质性便秘。

敲黑板划重点

- 孩子便秘大多是功能性便秘。
- 首选饮食调整（吃香蕉不能有效缓解便秘）、排便训练（定期排便）、心理疏导（买一些相关的儿童书）。不要过量补钙。益生菌的作用并不明确。
- 药物治标不治本，要在医生或药师指导下使用。
- 通便药物中首选乳果糖。
- 开塞露不可长期使用，易产生依赖。
- 可以肚脐为中心顺时针按摩孩子腹部，来缓解便秘。

雷区 13
抗生素是"万能神药"/抗生素是"洪水猛兽"

很早以前,人们就发现某些微生物可以抑制另外一些微生物的生长繁殖,并把这种现象称为抗生。随着科学的发展和进步,人们终于从某些微生物体内找到并提取了具有抗生作用的物质,并把这种物质称为抗生素,如青霉菌产生的青霉素。

在中国,抗生素在临床的使用十分普遍,其中尤以儿科为甚,有些家长甚至主动要求医生给宝宝开抗生素。近年来,普通大众逐渐认识到滥用抗生素的危害。抗生素到底是用还是不用呢? 怎么合理使用呢?

常见的抗生素

有些家长还不是很清楚什么是抗生素,这里对常见的抗生素进行一个总结。

(1) ＊＊西林:一般是青霉素类,对青霉素过敏者要避开,如阿莫西林、氨苄西林、氟氯西林。

(2) 头孢＊＊:头孢拉定、头孢克肟、头孢地尼。

(3) ＊＊霉素:阿奇霉素、罗红霉素、克林霉素。

而有些家长熟悉的＊＊沙星(如左氧氟沙星)和＊＊硝唑(如甲硝唑、奥硝唑)属于人工合成的抗菌药物,严格来说不属于抗生素,但同样可以发挥杀灭细菌的作用。

抗生素不等于"消炎药",更不是"万能药"

很多人,尤其是老一辈,认为抗生素就是"消炎药",可以消灭一切炎症。孩子感冒发热了,用抗生素;孩子磕着碰着,皮肤有小伤口,用抗生素;孩子咳嗽,用抗生素……好像生活中遇到的所有病痛都可以用抗生素来解决。不可否认,抗生素自从问世以来,给人类带来了巨大的医疗保障。但抗生素主要对细菌有杀灭作用,病毒引起的疾病(比如流感或普通感冒)用抗生素是无效的。滥用抗生素反而会产生一些不利影响。

(1) 耐药菌增多:抗生素的滥用加速了对耐药细菌的"自然选择"过程,使得细菌不断进化、繁殖,成为多种抗生素也无法杀死的"超级细菌"。而人一旦感染了"超级细菌",将面临无药可治的危险情况。

(2) 肠道菌群平衡被打破:人体肠道内生存着大约 10 万亿个细菌。正常情况下,这些细菌处于相对平衡状态。研究发现,使用一个疗程的广谱抗生素可以改变肠道菌群长达 1 年之久,造成肠道内菌群失调,影响人体的消化吸收和免疫力高低,在生命早期使用抗生素还会增加患过敏性疾病的风险。

孩子感冒,"血象高",可以服用抗生素来治疗吗

首先,我们再重申一个重要的观念——**抗生素是用来杀细菌的,不是杀病毒的**。普通感冒和流感都是由病毒引起的,不排除孩子感冒时合并有细菌感染,但是否需要服用抗生素治疗还需遵医嘱。

宝爸宝妈们一般都听医生说过"血象高"这个用语,"血象"主要包括白细胞数目、中性粒胞数目和比例、淋巴细胞数目和比例等。所谓"血象高",一般是指细菌感染。如果发现白细胞计数明显升高,提示可能存在感染。其中中性粒细胞计数和中性粒细胞比值如果增高,一般来说也提示患儿本次细菌性感染可能性大。有条件者建议加做 C 反应蛋白(CRP)和(或)降钙素原(PCT)检测。如果这两者也明显升高,则高度提示细菌感染。如果白细胞正常或偏低、中性粒细胞减少、单核细胞大于 10% 且淋巴细胞计数和淋巴细胞比值增高,病毒性感染的可能性大。但需要提醒,这些指标一定要由医生结合孩子症状来诊断,不能单凭验血指标确定是否为细菌感染。

孩子腹泻,该吃抗生素吗

大多数人认为,腹泻是吃了不干净的东西以后细菌感染所致。其实引起腹泻的原因还有许多,如病毒感染、食物过敏、药物的不良反应等,都可以引起不

同程度腹泻。因此,拉肚子时一定要确认原因以后再决定是否使用抗生素。（关于孩子腹泻用药的更多问题,请详细参看本书第 45~49 页"雷区 9　孩子拉肚子很正常,过段时间就好了"）

宝宝使用抗生素中常见的误区

误区 1　宝宝一生病就马上吃抗生素来消炎

孩子生病后,建议咨询医生来确定是否存在细菌感染,遵医嘱使用抗生素。不要自行判断给孩子使用抗生素,以免造成不良影响及抗生素滥用。

误区 2　频繁更换抗生素,一种不行,立刻换另一种

血药浓度（药物有效成分在血液中的浓度）达到一定水平,抗生素才会发挥疗效,指望使用抗生素后立马药到病除是不切实际的想法。如果抗生素疗效不明显,先要考虑用药时间是否足够,其次也要确认下药物剂量以及服药规范是否正确。频繁换药会造成用药混乱,引发不良反应,使细菌对多种药物耐药,即产生"超级细菌"。

误区 3　联合使用抗生素,效果更佳、更保险

通常情况下,不推荐几种抗生素联合使用。联合用药的疗效也不一定会比单独使用一种抗生素的效果好,相反会增加很多不确定因素,增加潜在的不良反应。

误区 4　应尽量少用抗生素,一旦病情缓解,就停止使用

切记,一旦开始使用抗生素,就应该遵医嘱来足量、足疗程地用药,断续或自行减量使用反而易导致患儿病情反复,甚至导致耐药菌出现。

误区 5　坚决不用抗生素

有的家长视抗生素为"洪水猛兽",即使有使用指征也坚决不给孩子用抗生素。在需要使用抗生素的时候坚持不用,也是不正确的做法,可能会延误治疗,导致病情加重。

误区 6　贵的抗生素比便宜的好,新上市的比老的好

适合自己的就是最好的。药物的价格受到多方面因素的影响,无论是"新"上市的抗生素,还是"老"牌的抗生素,只要能解决问题,即可选用。

误区 7　输液比口服效果要好,"液到病除"

世界卫生组织明确指出:能口服的就不用肌内注射,能肌内注射的就不用静脉注射。在口服、打针、输液等至少三种方式治疗中,"打点滴"最危险。

有些家长朋友们反映,自己的宝宝生病输液后,会比其他宝宝容易生病,而且再生病时吃药就很难好,基本都需要输液。其实,孩子不一定是需要输液才好,表面上的"见效快"也不一定是好事,因为一些"见效快"的药物可能有潜在的不良反应(比如使用静脉滴注激素来退热)。药物起作用需要一定的时间,有时候药物只是缓解症状,主要靠孩子的免疫系统来战胜病菌感染才能彻底康复。当孩子不能口服药物或病情十分严重时,医生才会建议输液,一旦孩子病情好转,能口服药物时,就应该及时转为口服给药。不要动不动就输液,事实上,日常生活中孩子出现的细菌感染炎症都是比较轻微的,口服抗生素即可。

误区 8　家里常备抗生素

使用抗生素一定要遵医嘱。家长不要擅自给孩子服用抗生素。家里不需要常备抗生素,不同的病情可能需要使用不同的抗生素,剂量和疗程也可能不同,所以在需要的时候去医院让医生开药即可。

以下抗菌药物要谨慎使用

孩子不是成人的缩小版,成人能用的一些抗生素种类,孩子不一定也能用。

(1) 氨基糖苷类(庆大霉素、链霉素等): 有明显的耳毒性、肾毒性,小儿患者应避免应用。临床有明确应用指征且又无其他毒性低的抗菌药物可供选用时,方可选用该类药物,并在治疗过程中严密观察不良反应(如药物性耳聋)。有条件者可进行血药浓度监测,建议在使用此类抗生素之前,做个基因检测来评估下用药风险。

(2) 万古霉素和去甲万古霉素: 有一定的耳毒性、肾毒性,小儿患者仅在有明确应用指征时考虑选用。在治疗过程中需严密观察不良反应,进行血药浓度

监测,个性化给药。

(3) 四环素类(四环素、土霉素、多西环素等):可导致牙齿黄染及牙釉质发育不良,不可用于 8 岁以下小儿。

(4) 喹诺酮类(环丙沙星、诺氟沙星、左氧氟沙星等):由于对骨骼发育可能产生不良影响,尽量避免用于 18 岁以下未成年人。

敲黑板划重点

● 抗生素不是"万能神药",也不是"洪水猛兽",使用需遵医嘱。

● 常见抗生素有:＊＊西林、头孢＊＊、＊＊霉素、＊＊沙星、＊＊硝唑。

● 氨基糖苷类、万古霉素、四环素类、喹诺酮类抗菌药物,儿童使用需谨慎。

● 抗生素仅对细菌感染有效,对病毒感染无效。

● 普通感冒和流感都无需使用抗生素。

● "血象高"不一定是细菌感染,应由医生结合孩子情况诊断。

● 如果可以只用一种抗生素的话,不推荐几种抗生素联合使用。

● 抗生素一旦开始服用就要足量、足疗程,除非确定不是细菌感染。

● 使用抗生素时,优先选择口服,其次是肌内注射,最后才是输液。

雷区 14

激素药不良反应特别大，小孩子不能用

有些家长一听到要给孩子用激素类药物，马上就开始全身戒备，他们会说"激素药的不良反应特别大，会影响孩子的正常发育，孩子容易骨折……"这样的话来反对给孩子使用激素药。当然，也有家长认为激素药见效快，堪比"万能药"。这两种态度都是有偏颇的，是比较极端的错误认知。

"激素药"一般情况下是对"肾上腺皮质激素类药物"的简称，老百姓可能对"糖皮质激素"的称呼更熟悉点。它具有较强的抗炎、抗过敏、免疫抑制和抗休克等药理作用，在医学上有着不可替代的地位。一般通过药名就能判断某类药物是否是激素类药物。大多数激素类药物都以"松"字结尾，如强的松、地塞米松、氟轻松等，说明书上也通常会标明"类固醇皮质激素""糖皮质激素"等。

"一面是天使，一面是魔鬼"，这句话用来形容激素药再合适不过了。用对了，能治病；用错了，可能会造成严重的不良反应。那么，家长们应该如何正确看待激素药呢？在使用激素药时存在着怎样的误区呢？

激素药会影响孩子生长发育，导致性早熟吗

实际上，只有在长期、大剂量全身使用，如长期口服或注射糖皮质类激素药物时，才有可能抑制孩子的生长。遵医嘱使用激素药是安全的。

此外，爸爸妈妈们所担心的激素药会促进生殖器官过早发育成熟，是错误的看法。因为我们通常说的激素药是糖皮质激素，并不是性激素，通常不会导致性早熟。

宝宝常用激素药及注意事项

按照给药形式来区分，主要有以下四种激素药：吸入用糖皮质激素；外用糖皮质激素；口服糖皮质激素和注射用糖皮质激素。

吸入用糖皮质激素（ICS）

对于呼吸道疾病，吸入给药是首选。糖皮质激素是哮喘长期控制的优选一线药物。目前国内有三种用于儿童雾化吸入的 ICS 混悬液——布地奈德、二丙酸倍氯米松和丙酸氟替卡松。

布地奈德是世界卫生组织儿童基药目录（适用于 12 岁以下儿童）中唯一推荐的抗哮喘 ICS，也是目前批准的唯一可用于 4 岁及以下儿童的雾化 ICS。丙酸氟替卡松仅适用于 4～16 岁儿童轻度至中度哮喘急性发作的治疗。

需要提醒的是，使用激素雾化后，个别患儿可出现口腔真菌感染，通过吸药后漱口或暂时停药（1～2 天）或局部抗真菌治疗即可缓解。其他不良反应还有声音嘶哑等，但停药后可自行消失。长期低剂量 ICS 对儿童生长发育和骨骼代谢无显著影响。

外用糖皮质激素

外用糖皮质激素对多种皮肤病，如接触性皮炎、湿疹、痒疹、神经性皮炎及脂溢性皮炎等，是非常有效的。对于中、重度湿疹来说，合理选用外用激素药膏是首选治疗方式。临床上一般将外用糖皮质激素分为 4 类——超强效、强效、中效和弱效。

● 常见外用糖皮质激素的分级及注意事项一览表

分级	常 见 药 品	注意事项
弱效	0.05％地奈德乳膏（力言卓）、软膏、凝胶、泡沫剂及洗剂 0.1％戊酸倍他米松洗剂 0.01％氟轻松乳膏及 0.05％氟轻松溶液 0.025％曲安奈德乳膏及水剂 0.5％醋酸氢化泼尼松软膏、0.05％醋酸地塞米松软膏、0.025％醋酸氟氢可的松软膏	轻度及中度皮损（包括儿童皮肤病、面部和皮肤柔嫩部位）可以短时、较大面积使用，必要时可以长期使用

分级	常见药品	注意事项
中效	0.1％糠酸莫米松乳膏（艾洛松） 0.1％丁酸氢化可的松软膏（尤卓尔） 0.05％丙酸氟替卡松乳膏 0.1％曲安奈德乳膏及软膏、洗剂 0.12％戊酸倍他米松泡沫、0.025％氟轻松软膏及乳膏、0.2％戊酸氢化可的松乳膏、0.05％丁酸氯倍他松软膏等	可以连续应用4～6周；12岁以下儿童连续使用，尽量不超过2周
强效	0.1％哈西奈德乳膏、软膏及溶液、0.05％二丙酸倍他米松凝胶及软膏、0.05％丙酸氯倍他索溶液（头皮剂）、0.025％丙酸倍氯米松软膏、0.05％二丙酸倍他米松乳膏或软膏、0.1％戊酸倍他米松乳膏、0.05％醋酸氟轻松软膏、乳膏或凝胶及溶液、0.005％丙酸氟替卡松软膏、0.1％曲安奈德软膏、0.5％曲安奈德乳膏等	一般每周用药不应超过50克；连续用药不应超过2～3周；尽量不用于12岁以下儿童；不应大面积长期使用；除非特别需要，一般不应在面部、乳房、阴部及皱褶部位使用
超强效	0.05％丙酸氯倍他索凝胶、软膏、乳膏及泡沫剂；0.05％醋酸双氟拉松软膏及0.1％氟轻松乳膏	

Tips

使用外用激素注意事项

（1）尽量选用弱效或者中效激素。

（2）每日涂抹1～2次即可（每次涂抹薄薄的一层），尽量不超过2周。

（3）不可随意使用，需在医生和药师的指导下对症治疗。

（4）若同时使用两种以上的药膏，每种药膏的涂抹时间要间隔半小时以上。

（5）用于眼睑、面部、阴部和皮肤皱褶处等特殊部位时，宜选择弱效激素并谨遵医嘱，以避免引起皮肤萎缩、毛细血管扩张、激素性痤疮和局部多毛等。

（6）主动对不良反应进行监测。建议强效、超强效激素每2周复诊检查1次，中效激素每3～4周复诊1次，弱效激素每4～6周复诊1次。

口服糖皮质激素

长期口服激素,可引起一系列的不良反应,最常见如诱发或加重感染、婴儿及儿童生长发育迟缓、血糖升高、矮小症、增加患糖尿病的风险等。

很多宝爸宝妈听到激素的不良反应,总是想少吃点或者不按时吃,却不知糖皮质激素长疗程治疗时不能擅自加减量或突然停药,要根据医嘱从小剂量开始服用,逐渐加量,再逐渐减量直至停药,需要长时间慢慢减药。

糖皮质激素应在早饭后一次性服用,以减少胃部不适,并符合人体激素正常分泌规律,可以达到最好的治疗效果。

Tips

使用口服激素注意事项

（1）低盐饮食。

（2）配合补充钙剂或增加含钙的饮食。

（3）少到人员密集的地区,不要接触感染患者。

（4）长期口服糖皮质激素的患者要定时检测血常规、肝肾功能、电解质、血糖及血压变化。至少 1～2 周测量一次血压、血糖。

（5）需要用较高剂量治疗的患者应监测血糖水平,并尽可能采取最低的治疗剂量维持效果。

注射用糖皮质激素

常见有地塞米松、甲基强的松龙、氢化可的松等。

注射用糖皮质激素都需要在医生的处方或医嘱下使用,这里不做详细介绍。

生理剂量和药理剂量的糖皮质激素具有不同的作用,应按不同治疗目的选择剂量。一般认为,给药剂量可分为长期服用维持剂量、小剂量、中等剂量、大剂量和冲击剂量,具体方案需遵医嘱。

不同的疾病糖皮质激素疗程不同,一般可分为以下几种情况：①冲击治疗。疗程多少于 5 天。②短程治疗。疗程少于 1 个月,包括应激性治疗。短程治疗必须配合其他有效治疗措施,停药时需逐渐减量至停药。③中程治疗。疗程 3

个月以内。④长程治疗。疗程大于 3 个月。维持治疗可采用每日或隔日给药，停药前亦应逐步过渡到隔日疗法后逐渐停药。⑤终身替代治疗。

敲黑板划重点

● 通常说的激素药是糖皮质激素，并不是性激素，不会导致性早熟。

● 常见的激素药有布地奈德、强的松、地塞米松、氟轻松等。

● 四种类型：吸入用糖皮质激素；外用糖皮质激素；口服糖皮质激素；注射用糖皮质激素。

● 外用激素里尽量选用弱效或者中效激素，如力言卓、尤卓尔、艾洛松等。

● 长期口服糖皮质激素不能擅自加减量或突然停药，要遵医嘱进行调整。

雷区 15

用药不慎，导致儿童药物性肾损伤

2018 年 4 月，网络上流传着一篇医生手记。写的是南京一个 27 岁的研究生从入院到去世，仅 7 天时间。下面是手记的部分内容。

> 当我坐在办公桌前写下此文时，故事主人公刚刚因多脏器衰竭离开人世。从入院到去世仅 7 天，两家三甲医院，数十名医护人员，动用了最先进的抢救措施和设备，仍没能挽救他的生命。逝者已矣，但他留给我们的教训却值得记述，并应该让更多的人知道……我非常担心小张错吃了什么药物导致中毒性肌溶解和多脏器功能衰竭，于是让小张妈妈把小张吃的感冒药都带来给我看——小张买了药店能买到的各种常见感冒药物。了解完情况后，小张这样的情况也许是'对乙酰氨基酚过量'导致中毒性肌溶解和肝肾衰竭……

感冒药可能吃死人吗？答案是肯定的。不仅是成年人，志玲博士在工作当中也接触到了很多因药物导致肝肾功能损伤的儿童。2 岁的轩轩感冒发热，家人给他服用了感冒药，由于效果不佳，就加大了剂量。在 2 天的时间里，家人先后给轩轩喂服了 4 包感冒药。最后发现孩子的脸肿了起来，将近一天没有小便，家人这才急急忙忙带轩轩到医院。检查后，医生发现孩子出现了肾衰竭和肝衰竭，生命危在旦夕。经过抢救，轩轩才脱离危险，保住了肝功能和肾功能。

肾病在医学界被称为"隐形杀手"，如果得不到及时治疗，导致病情恶化，可能发展成为慢性肾功能不全、肾衰竭，最终形成尿毒症，危及生命。宝爸宝妈们知道吗？目前中国已有 200 万儿童患上肾脏病，其中慢性肾衰竭儿童数量正以每年 13％ 的速度增长。临床发现，一些成年肾病患者其实是儿童和青少年期间患病未被发现，从而迁延为成人肾脏病。每年 3 月的第二个星期四是"世界肾脏病日"。

近年来,小儿肾脏疾病发病率逐年增加,其中由药物引起的肾损伤发生率也在逐年升高。为安全用药、避免儿童药物性肾损伤的发生,请遵循以下两个用药原则。

用药原则一: 避免肾损伤的药物

儿童正处于成长发育期,身体各组织器官未发育成熟,若用药不当,就可能对肾脏产生伤害,部分孩子会变成慢性肾衰竭,有的甚至需要肾移植。

(1) 慎用抗生素: 有些抗生素(如头孢拉定、头孢唑啉等第一代头孢菌素)可能影响肾功能,要遵医嘱使用抗生素,不可滥用。

(2) 注意解热镇痛药: 对乙酰氨基酚是目前应用最广的解热镇痛药,但也不能过量给孩子服用。此外,吲哚美辛、安乃近、去痛片、安痛定等解热镇痛药不适合儿童使用。临床上有不少儿童在服用感冒通(含双氯芬酸钠)后出现血尿,如果有医生给你家宝宝开这些药,请主动说不。

(3) 慎用中草药: 好多家长觉得中草药是非常温和的,不会对孩子造成伤害。这其实是个误区。我国中草药中具有肾毒性的有苍耳子、鸦胆子、常山、白果、蓖麻子、马钱子、半夏、铅粉、铅丹、密陀僧、雄黄、砒霜、白降丹、轻粉、雷公藤、木通、草乌、广防己、马兜铃、天花粉、细辛、斑蝥、蜈蚣、朱砂、苦楝根等。应避免使用这些药物,如果一定要用,请一定在专业的中医师或者中药师的指导下正确用药。

(4) 避免非必要使用造影剂: 孩子生病去医院做 CT、磁共振、造影等检查时,一般会使用造影剂。造影剂的高渗性可加重肾缺血,也可直接对肾脏产生毒性。且造影剂是变应原,可引起全身性过敏反应而累及肾脏。规避的方法是尽量少做不必要的检查,比如说轻度外伤、头部磕碰等时,如果宝贝没有呕吐、头部血肿、精神异常等情况,不需要常规做 CT 或磁共振检查。如果使用了造影剂进行检查,未来一周内要密切观察孩子有无水肿、尿液是否过多或过少、尿液是否变红等情况。若有异常,及时就诊。

用药原则二: 避免同时服用多种药物

除了避免使用肾毒性的药物,还要尽量避免 3 种以上的药物同时使用,原

用药不慎,导致儿童药物性肾损伤

因主要是以下两点。

（1）有些药物，尤其是复方药，会含有相同的药物成分，若同时使用很容易造成某种药物成分摄入过量。还记得本章开始那个 27 岁的研究生吗？混吃不同的感冒药，造成药物成分对乙酰氨基酚摄入过量，最终导致严重的肝肾损伤。所以同时吃两种或以上药物时一定要注意看说明书上的药物成分，避免多种药物含相同成分导致过量。包括中成药也要注意，因为有些中成药也含有西药成分，比如维 C 银翘片也含有对乙酰氨基酚和氯苯那敏，一般感冒药也会有这两种成分，同时吃就有过量的风险。（更多含西药成分的中成药详见本书第 148～149 页"附录五　部分含西药的中成药"）

（2）不同的药物之间也可能出现药物相互作用，可能导致药效降低、不良反应增加。比如磺胺类药物（如复方磺胺甲恶唑片，也叫 SMZ 片）与维生素 C 联用，会对肾脏造成严重伤害。

密切注意肾脏发出的求救信号

人有两个肾，两个肾中只要有一个能正常工作，人体一般就不会出现任何不适症状。这也导致肾损伤很难被察觉，要借助医学手段去鉴定。等到出现发热、血尿等症状时才就诊，往往会耽误治疗，甚至有可能发展为慢性肾衰竭。当孩子出现以下几个症状时，请家长及时带孩子就医，检查常规尿检、B 超检查、血液化验等项目，或者遵医嘱做其他检查。

（1）尿量增多或减少：肾脏具有滤过功能，能及时排出体内的代谢废物和多余的水分。正常情况下，0～3 岁婴幼儿尿量为 400～600 毫升/天，学龄前儿童为 600～800 毫升/天，学龄儿童为 800～1 400 毫升/天，成年人为 800～2 000 毫升/天。若尿量出现异常，无论是过多还是过少，都提示可能有肾脏方面的问题。

（2）尿液颜色改变：正常情况下，尿液的颜色应该是浅黄色到深黄色。排除饮食原因导致的尿液颜色变化（比如南瓜吃多了，尿液颜色会加深）后，发现孩子的尿液颜色和平时不一样了，或者出现泡沫、浑浊等情况，要及时到医院做尿液检查查明原因。

（3）眼睑或下肢持续水肿：很多原因都会导致眼睑或者下肢水肿，但如果是持续性的水肿，尤其是晨起眼睑水肿，宝爸宝妈们就要引起重视了。

（4）其他：其他症状，如孩子老是提不起精神、脸色发黄、容易疲惫，家长要注意可能是孩子肾脏出现了问题。

敲黑板划重点

● 药物引起的儿童肾损伤发生率逐年升高，长期可发展为慢性肾病，最终为尿毒症。

● 吲哚美辛、安乃近、去痛片、安痛定、感冒通等不适合儿童使用。注意不要过量使用对乙酰氨基酚。

● 二代、三代头孢对肾脏的损伤小于一代头孢。不可滥用抗生素。

● 广防己、马兜铃、天花粉、半夏、白果等中草药均有肾毒性，应避免使用。

● 尽量少做不必要的检查，避免不必要的造影剂使用。

● 尽量避免3种以上的药物同时使用。

● 若出现尿量、尿液颜色等的变化及眼睑或下肢水肿等，建议去医院检查。

雷区 16

内服药随意喂，外用药胡乱涂

临床上，儿童专用药并不多，有些药物会在说明书上写明儿童能否使用，更详细的会精确到多大的孩子能用多少。但大部分药物并没有那么细致的说明，可能只写了"尚不明确"。儿童用药误区多，这是一个急需改变的现状。

儿童内服药物使用误区

(1) 服药加糖：糖中含有一些矿物质，可与药物中的蛋白质起化学反应，在胃中产生浑浊沉淀，降低药物疗效。

(2) 用果汁、牛奶或茶水送服药物：果汁中含有的酸性物质可中和碱性药物，影响药效。牛奶中所含蛋白质、脂肪酸可在药物表面形成薄膜，影响机体对药物的吸收。茶叶中含有的鞣质能与蛋白质、生物碱或金属盐类药物发生相互作用，影响药效。

(3) 剥去胶囊服药：胶囊具有掩盖药物不良气味、提高药物稳定性、定时定位释放药物等作用。剥去胶囊后服药粉，不仅会影响药物的稳定性，而且药粉会加重消化道不良反应。因此，不建议剥去胶囊直接服药粉。

(4) 强行喂药或静睡时给药：在儿童哭闹时强行喂药易使药物呛入气管，轻则引起呼吸道炎症，重则造成窒息危及生命。另外，有些家长会趁儿童静睡时给药，这容易使药液突然刺激舌、喉等部位的神经，引起喉部反射性痉挛，也是不可取的。

(5) 中成药滥用：许多家长都认为中成药比西药不良反应小，殊不知中成药滥用同样会影响儿童健康。大家可以留意一下中成药的说明书，一般都写着"不良反应：尚不明确"，不建议使用。同时，中成药中的某些成分不利于肝肾功能尚未发育完全的儿童的身体健康。例如：六神丸中含蟾酥，可引起恶心、呕吐；长期服用牛黄解毒片可致白细胞减少；珠珀猴枣散寒凉，可致脾胃虚寒腹泻等。

（6）维生素滥用：维生素是身体生长发育和维持健康的要素之一，维生素类药物虽然毒性很小，但长期盲目滥用导致维生素在体内蓄积，亦会造成儿童健康损害。例如：维生素 A 过量可出现胃肠道反应、头痛等中毒症状；锌在血液中浓度超过 15 毫克/升时，会损害巨噬细胞；过量补充钙剂可导致便秘和消化不良。

儿童外用药使用误区

（1）小儿发热时若用大量高浓度酒精擦浴，可致乙醇吸收中毒，引起呼吸困难，昏迷。

（2）1 个月内新生儿忌用胶布或硬膏剂敷贴在皮肤上，易引起接触性皮炎。

（3）局部涂药面积不可过大、浓度不宜过高。例如：硼酸只可小面积湿敷，大面积皮肤病使用时可通过创面吸收发生急性中毒，甚至引起循环衰竭而休克。

（4）对小儿皮肤进行消毒时，一般不宜使用刺激性强的药物，如水杨酸、碘酒等。若因病情需要不得不使用时，应从低浓度开始，一旦出现刺激症状，如起疱、脱皮等时，应即刻停止使用。

敲黑板划重点

- 儿童不是"小大人"，家长不要把成人用药的经验用于孩子身上。
- 孩子哭闹时或熟睡时不建议喂药。
- 不要用果汁、牛奶、茶水等送服药物。
- 孩子发热千万不要用酒精擦拭退热，有酒精中毒的风险。

雷区 17

益生菌有利无弊，要经常吃

"医生，我家孩子口臭，听说用益生菌可以治疗？""宝宝腹泻老不见好，可以用益生菌吗？""宝妈群里有人推荐一个品牌的益生菌，说效果很好，可以长期吃吗？""我家宝宝刚出生，听说需要用益生菌来调节身体状况，否则容易生病？"

妈妈们经常有如上的疑问，那么益生菌到底需不需要补充？应该怎样补充？本章就为大家详细讲解。

健康的宝贝不需要常规补充益生菌

其实从孩子出生开始，他的肠道菌群就在不断完善中。顺产的宝宝在分娩过程中会从妈妈的产道获得益生菌，母乳喂养的宝宝会从母乳中获得活性乳杆菌和双歧杆菌。你可能会问，那如果孩子是剖腹产或者喝奶粉长大的怎么办？需要补充益生菌吗？

答案是：只要宝宝是健康的，都不需要额外补充益生菌。

益生菌不能"包治百病"，不推荐有事没事都吃点。目前，国际上对于益生菌可以治疗急性胃肠炎、预防抗生素相关性腹泻和院内腹泻、预防坏死性结肠炎的证据相对充分。其他情况下不推荐常规补充益生菌。

另外，还需要留意产品中是否添加了其他不适合特殊宝宝食用的配料成分，如奶粉、白砂糖、盐等。对牛奶蛋白过敏的孩子尤其要注意。

看不到效果？你吃对了吗？剂量足够吗

目前只有针对腹泻，益生菌的作用证据相对足些。《中国儿童急性感染性腹泻病临床实践指南》等指南推荐，益生菌可用于早期治疗急性病毒性腹泻，布拉酵母菌和鼠李糖杆菌被列为首选推荐。

也就是说，如果服用益生菌是为了治疗或缓解便秘、口臭、咳嗽、过敏体质等，很有可能看不到什么效果。

此外，如果服用益生菌没有效果，也要思考是不是吃对了"菌种""菌株"。而且要有"足够数量"的"活细菌"到达肠道才能发挥作用，所以还要回想下是否正确服用了益生菌。

正确服用益生菌的方法

（1）按照说明书服用相应的剂量：布拉酵母菌散剂，3 岁以下儿童每次 1 袋，每日 1 次；3 岁以上儿童每日 2 次，每次 1 袋即可。双歧杆菌三联活菌剂型说明书中也有详细推荐，0～1 岁儿童每次半包，每日 3 次；1～5 岁儿童每次 1 包，每日三次；6 岁以上儿童每次 2 包，每日 3 次。

（2）应温水冲服，不可用滚烫的热水：先将水温降到 40 ℃以下，再将益生菌粉放入温水中溶解。千万不可用热水冲服，否则会杀死益生菌。

（3）及时服用：益生菌粉冲泡后应在半小时内服用，以免活菌死亡。部分益生菌制剂，如双歧杆菌三联活菌散，需要冰箱冷藏保存。

（4）与抗生素同服时：绝大多数益生菌应与抗生素的使用时间间隔至少 2 小时。特殊的益生菌，如布拉酵母菌、酪酸梭菌和芽孢杆菌制剂，对抗生素不敏感，可以与抗生素同时使用。

（5）与蒙脱石散同服时：蒙脱石散与益生菌的使用时间最好也间隔 1～2 小时，以免活的益生菌被吸附。还有一些特定的药物，如铋剂、鞣酸（如鞣酸蛋白）、药用炭（如爱西特）、酊剂（如颠茄酊），也不能和益生菌一起服用，因为这些药物能抑制、吸附或杀灭益生菌。

益生菌安全吗

总体来说，益生菌对于健康人群是很安全的。但部分益生菌制剂，如枯草杆菌肠球菌（妈咪爱）、双歧杆菌三联活菌制剂中都含有一定量的脱脂牛奶，对牛奶过敏的患儿应避免服用。另外，对早产婴儿、某些患有严重疾病或免疫系统受损的人来说，使用益生菌可能有一定风险，使用之前应咨询医生衡量风险与收益。

家长要仔细阅读说明书，尤其是涉及药物成分的部分，要仔细查看。鉴于对健康宝宝没有过多的益处,因此不建议有事没事就吃益生菌。若确实需要补充益生菌,也应该在医师或药师的指导下服用,千万不能盲目滥用。

敲黑板划重点

● 顺产和母乳喂养的婴幼儿不需要额外补充益生菌。

● 宝贝健康的情况下不需要额外补充益生菌。

● 益生菌不是"包治百病"的,只在治疗急性胃肠炎、预防抗生素相关性腹泻和院内腹泻、预防坏死性结肠炎时,确切有效的证据相对足一些,对其他疾病不推荐。

● 相对于食品或保健品级别的益生菌,优先推荐有药品批号的药品级益生菌。

● 对于腹泻,优选布拉氏酵母菌或鼠李糖杆菌。

● 益生菌需要温水立刻冲服。与抗生素同时使用需要至少间隔2小时,与蒙脱石散同时使用需要至少间隔1小时。

● 注意益生菌的辅助成分,比如枯草杆菌肠球菌二联活菌、双歧杆菌三联活菌制剂中都含有一定量的脱脂牛奶,对牛奶过敏的患儿不能使用。

雷区 18

钙剂何其多，不知选哪个

目前市面上销售的钙剂琳琅满目，从国产的迪巧、钙尔奇 D、朗迪、卡尔奇、葡萄糖酸钙等，到进口的莱思纽卡 C20、海淘的澳大利亚乳钙等。很多家长不禁困惑："我到底应该给孩子选用哪个呢？"

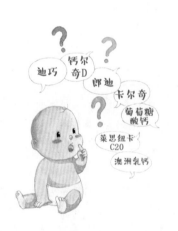

孩子缺钙的求救信号

(1) 婴儿期：主要表现为神经兴奋性增高，如易激惹、烦闹、与气温无关的多汗等。但需要强调，奶摄入量正常的孩子通常都不会缺钙，但如果有肋串珠、肋软骨沟等，则提示缺钙。

(2) 幼儿期：大部分宝宝在 4～10 个月之间开始萌牙，维生素 D 或钙缺乏的宝宝可以迟至 1 岁后才开始出牙；正常儿童前囟门在 12～28 个月间闭合，最迟在 24 个月前闭合，而缺钙的宝宝前囟门可能延迟到 3 岁以后才闭合。

(3) 儿童期：出现难入睡、入睡后多汗、难进入深睡状态、夜间易惊醒，白天烦躁、坐立不安，牙齿排列稀疏、不整齐，腿抽筋，呈现"X"形腿、"O"形腿，鸡胸等。

(4) 青少年：青少年缺钙会出现腿抽筋、牙齿发育不良等问题。

需要注意的是，以上症状均仅提示缺钙，最终诊断需要由专业的医务人员来评估。喝够奶而且不缺维生素 D 的孩子，一般不会缺钙，只有存在某些健康问题的孩子才会引起低钙血症，比如肾衰竭、手术切除胃、使用某些药物（如利尿剂），低钙血症的症状包括手指麻木、刺痛、肌肉疼挛、抽搐、嗜睡、食欲不振、心律异常等。短期缺钙不会有什么明显症状，长期缺钙则会导致骨质疏松、容易骨折。

钙剂花样太多，分不清楚

从成分及发展上来讲，钙剂可分为无机酸钙、有机酸钙和有机钙。无机酸钙以碳酸钙、磷酸氢钙为代表，有机酸钙常见有葡萄糖酸钙、柠檬酸钙、乳酸钙、醋酸钙等。有机钙代表药为氨基酸螯合钙。钙的吸收受多种因素影响，钙含量高不代表吸收量就高。这就好比有的人吃得很多，但却不是个胖子。所以钙剂的含量和吸收是选择钙剂时需要综合考量的问题。

● 常见钙剂的含钙量、吸收率及水溶性

分类	品名	代表药	含钙量（%）	肠道吸入率（%）	水溶性
无机酸钙	碳酸钙	迪巧、钙尔奇D、朗迪	40	39	不溶
	磷酸氢钙	卡奇尔	23.3		难溶
有机酸钙	葡萄糖酸钙		9	27	可溶
	柠檬酸钙	莱思纽卡C20	21.1	30	易溶
	乳酸钙		13	32	可溶
	醋酸钙		24.3	32	可溶
有机钙	氨基酸螯合钙	乐力	27.5	80～90	易溶

从剂型上看，滴剂、颗粒剂、口服液更适于较小的婴幼儿。可选择口感、水溶性较好的钙剂。婴幼儿应选择有机酸钙，如葡萄糖酸钙；2～3岁后可选择无机酸钙，如碳酸钙。钙需求量大者，可选碳酸钙等无机酸钙；钙需求量小者，可选择葡萄糖酸钙等有机酸钙。

补钙的几大误区

误区1：补钙越多越好。一般来说，1岁内的小儿每日需要的钙量为250毫克；1岁以上逐渐增多；3岁以后达600毫克（具体见本书第85页表格）。过度补钙可能产生厌食、恶心、便秘、消化不良等症状，时间过长甚至造成高尿钙症、泌尿道结石等。大多数孩子通过日常的正常饮食即可获得足够的钙元素，不必刻意补钙。

● 中美推荐钙摄入剂量

钙（毫克/天）	推荐摄入量		最高耐受量	
	中国	美国	中国	美国
0~6 月龄	200	200	1 000	1 000
7~12 月龄	250	260	1 500	1 500
1~3 岁	600	700	1 500	2 500
4~6 岁	800	1 000	2 000	2 500

误区 2：骨头汤可以补钙。很多家长都认为，让孩子多喝骨头汤可以帮助孩子补钙。事实上，骨头汤里面的钙含量很少，更多的是无机盐离子和脂肪，并没有补钙的功效。喝过多骨头汤不仅不能帮助孩子长高，甚至可能导致孩子肥胖。

误区 3：补钙可以加快骨头愈合。大多数骨折的孩子其实并不缺钙，不需要额外补充钙剂。

误区 4：钙片和食物同食。有些家长为了图省事，在孩子吃饭的时候，顺便给孩子服用钙片。殊不知，食物中的一些成分（比如草酸）会和钙结合生成沉淀物，从而影响孩子对钙的吸收。

很多时候，孩子缺的不是钙，而是维生素 D

维生素 D 可以促进钙的吸收。事实上，**许多孩子并不缺钙，而是缺乏维生素 D**。另外，维生素 D 缺乏还会导致佝偻病。

● 维生素 D 的生理性需求

人群年龄	所需维生素 D（IU）
1 岁以下	400
1~70 岁	600
70 岁以上	800

注：1 IU＝0.025 微克

两岁以内的宝宝，母乳、食物或者日照转化提供维生素 D 的量不足，达不到宝宝健康成长的需求。建议给孩子服用维生素 D 补充剂。

志玲博士

帮你越过儿童用药的 28 个雷区

关于孩子维生素 D 补充的建议

（1）维生素 D 缺乏的金标准是血清 25 - OH -维生素 D 水平低于 20 纳克/毫升。微量元素测定、骨密度等都不能确定维生素 D 是否缺乏。

（2）孩子出生之后，每天补充 400 IU 维生素 D，直到 2 周岁为止。对于 2 岁以上的孩子，可根据每天户外日照时间以及饮食等具体情况，由儿科医生决定是否继续服用维生素 D 补充剂。

（3）适当的户外活动对健康有好处，而且有助于预防近视，但最新的指南不推荐通过晒太阳的形式来补充维生素 D。户外活动时要注意防晒，特别是对于 6 个月以内的宝宝来说，日照很容易晒伤，不推荐。

（4）建议维生素 D 制剂随着食物一起服用，食物中的油脂能促进维生素 D 的吸收。一般来说，配方奶中都添加了维生素 D，但含量不一定够。宝爸宝妈可参照配方奶粉的营养标签计算一下，如果不够，还需额外补充维生素 D。

（5）"维生素 AD"是维生素 A 和维生素 D 的复方制剂，常被称为"鱼肝油"。很多家长错把"鱼油"当做"鱼肝油"来购买。"鱼油"的成分是 ω-3 不饱和脂肪酸，和"鱼肝油"是完全不同的东西，千万不要弄混了。维生素 A 的膳食来源很丰富，一般宝宝不容易缺乏，所以不推荐常规吃"鱼肝油"。

（6）对于正常的足月儿，建议单纯补充维生素 D；如果是早产儿、低出生体重儿，则需要补充维生素 AD 剂；食物匮乏地区的儿童也可以补充维生素 AD 剂。

（7）维生素 D_3 优于维生素 D_2，因为维生素 D_3 跟人体天然合成的维生素 D 的种类一致。

（8）补充 400～800 IU 维生素 D 都是非常安全的，权威指南推荐 1 岁以上幼儿的上限补充量为 2 500 IU。婴儿每天服用 5 000 IU、持续服用 6 个月才可能引起中毒。

（9）不推荐使用维生素 D 代谢产物及类似物（骨化二醇、阿法骨化醇、骨化三醇、双氢速甾醇）进行常规的维生素 D 补充。

敲黑板划重点

● 一般来讲，不需要额外服用钙剂，正常饮食即可满足孩子成长的钙需求。

● 不建议孩子大量喝骨头汤，不仅不能补钙，还可能导致孩子肥胖。

● 孩子骨折，一般也不需要额外补充钙剂。

● 2～3 岁之前推荐服用有机酸钙，如乳酸钙、葡萄糖酸钙；2～3 岁之后可服用无机酸钙，如碳酸钙、磷酸氢钙。

● 注意维生素 D 的补充，1 岁以上孩子必要时可检测血清 25 - OH - 维生素 D 水平；1 岁以下孩子一般没必要检测。

● 从孩子出生几天后开始，每天补充 400 IU 维生素 D。

● 2 岁以上的孩子，由儿科医生根据每个孩子具体情况，决定如何补充维生素 D。

● 避免补充维生素 D 与钙的复方制剂，尽量购买单方的维生素 D 制剂。

● 不推荐常规吃"鱼肝油"，一般不需要额外补充维生素 A。

雷区 19

缺铁性贫血就要补铁

缺铁性贫血是最常见的贫血类型,好发于各个年龄段,而婴幼儿以及处于生长发育期的青少年更容易出现缺铁性贫血。缺铁可影响儿童生长发育、运动和免疫等各种功能。

缺铁性贫血的原因主要有以下几点。

(1) 先天性因素:如果母亲怀孕时患有贫血,孩子也容易出现贫血。早产儿、双胞胎、多胎儿容易患缺铁性贫血。

(2) 生长发育需要量增加:小儿生长发育在第一年中是最快的,从母体内所获得的铁及出生后红细胞破坏所释放的铁一般到 4 个月大时就用完了,若从饮食中获得的不足,就很难保证小儿生长发育的需要,而形成贫血。

(3) 饮食因素:小儿未适当增加含铁丰富的辅食也会导致小儿贫血。

(4) 疾病因素:如果小儿患有失血性疾病,如肠息肉、钩虫病、慢性腹泻、反复感染、发热等,都可能造成缺铁性贫血。

孩子缺铁性贫血的求救信号

儿童患轻度缺铁性贫血时,症状并不明显,常常被忽略。家长需提高警惕,当出现如下症状时,要及时带孩子去医院做血常规等检查,明确病因。

(1) 一般表现:主要是皮肤黏膜逐渐苍白,以唇、口腔黏膜及甲床较明显,易疲乏,不爱活动,常伴有头晕、眼前发黑、耳鸣等。

(2) 消化系统症状:有食欲减退的表现,少数患儿有异食癖;可有呕吐、腹泻;可出现口腔炎、舌炎或舌乳头萎缩。

(3) 神经系统症状:表现为烦躁不安或精神萎靡不振、注意力不集中、易怒、记忆力减退。

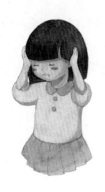
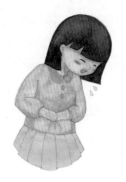
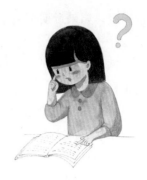

常见的补铁药物

目前铁剂可分为口服铁剂和注射铁剂。若无特殊原因,应采用口服给药法。对口服给药不能耐受或吸收不良等不能口服者,可采用注射铁剂。口服铁剂包括两种——无机铁和有机铁。无机铁一般指的是硫酸亚铁;有机铁相对更好吸收,种类也比较多,常见的有葡萄糖酸亚铁、右旋糖酐铁、琥珀酸亚铁、富马酸亚铁。

下面介绍几种常用的适合儿童的口服补铁药物。

(1) 右旋糖酐铁口服液:该药物对胃肠道有一定刺激,并可出现便秘等表现。需与维生素 C 合用增加吸收。建议餐时或餐后服用。

(2) 蛋白琥珀酸铁口服液:该制剂对胃肠道无刺激,吸收速率稳定,但由于铁为 Fe^{3+},需同时服用维生素 C,可助吸收。本品为口服溶液,气味芳香、味甜,适合婴幼儿使用。建议空腹服用。

(3) 多糖铁复合物胶囊:该药物为铁和多糖合成的复合物,在消化道中以分子形式吸收,无需维生素 C 合用仍能吸收良好;安全性好,无胃肠道刺激,极少出现便秘。适用于年龄较大的儿童,建议空腹服用。

口服铁剂注意事项

医生会根据说明书和孩子体重等确定剂量,不建议家长自行给孩子服用铁剂。过量摄入铁会引起其他微量元素的代谢失去平衡甚至引起脏器的损伤。

氢氧化铝、四环素、土霉素、磷酸盐、钙盐等药物可与铁剂形成络合物,茶、咖啡、含钙类食品(如豆腐)、牛奶制品及其他碱性物质可影响铁的吸收,应避免与铁剂同服。如果近期正在服用钙剂，应将两种药物隔开服用（间隔 2～3 小时为宜）。

口服铁剂治疗期间，大便颜色可能变黑，家长对此不必紧张，停用铁剂后即可恢复正常。

一般情况下，口服铁剂治疗 2 周后血红蛋白浓度即开始上升，4 周后血红蛋白浓度应恢复正常或明显上升。此时不能立即停药，应在血红蛋白恢复正常后继续补铁 2 个月，所以一般补铁疗程至少需要 3 个月。这是为了充分补充体内的储存铁，防止贫血的复发。

服铁剂易导致便秘，因为铁剂会导致肠蠕动减弱。因此，要多吃富含纤维素的食物，以保持大便通畅。

建议宝爸宝妈在宝宝补铁 1 个月时，带宝宝去医院复查并判断治疗情况。

缺铁性贫血可以靠食补吗

一旦孩子被确诊为缺铁性贫血，单靠食补并不能快速补充铁元素，这时候需要借助补铁药物。但在孩子生长发育过程中，可以适量注意多进食些含铁量高的食物来预防或改善缺铁性贫血。铁元素的食物来源分为动物性和植物性两种来源。以下推荐几种补铁食物。

猪肝：每 100 克猪肝含铁量为 22.6 毫克，若想获得 10 毫克铁，吃 44.2 克猪肝即可获得。

猪瘦肉（里脊）：每 100 克猪里脊肉含铁量为 1.5 毫克，若想获得 10 毫克铁，吃 667 克猪里脊即可获得。

牛肉（里脊）：每 100 克牛肉含铁量为 4.4 毫克，若想获得 10 毫克铁，吃 227 克牛里脊即可获得。

猪血：每 100 克猪血含铁量为 8.7 毫克，若想获得 10 毫克铁，吃 115 克猪血可获得。

豆腐干：每 100 克豆腐干含铁量为 4.9 毫克，若想获得 10 毫克铁，吃 204 克豆腐干即可获得。

黑木耳（干）：每 100 克黑木耳含铁量为 97.4 毫克，若想获得 10 毫克铁，吃 10.3 克黑木耳即可获得。

菠菜：每 100 克菠菜含铁量为 2.9 毫克，若想要获得 10 毫克铁，吃 344.8

克菠菜即可获得。

注意，大多植物性食物的含铁量较高，但吸收率低。如果孩子有贫血风险，建议日常以动物性食物补铁为主，含铁量高的植物性食物为辅。

进食含铁丰富的食物的同时，建议多吃新鲜水果和蔬菜，尤其是富含维生素 C 的酸枣、猕猴桃、刺梨、番茄、苦瓜、圆椒等，可以促进铁的吸收。

需要进行微量元素检测吗

在目前的生活水平下，只要给宝宝合理添加辅食，一般是不会缺乏微量元素的。即使是大龄儿童，正常饮食也可补充足量的微量元素。由于电视广告的植入和某些医生的主动推荐，不少家长动不动就给宝宝检测微量元素。实际上，早在 2013 年，原国家卫生和计划生育委员会就发出过通知，明确提出：**非诊断治疗需要，各级、各类医疗机构都不得针对儿童开展微量元素检测；不宜将微量元素检测作为体检等普查项目。**

即使做了微量元素检测，化验结果也只是一个参考，不能单凭一份实验室报告就做出判断，更不要单纯因为检测结果正常了就狂喜，不正常了就狂补。

现在有的药店、母婴店为了吸引顾客，提供免费的微量元素检测，如"夹手指"检测等。志玲博士想说：这种检测很不靠谱！市面上也有以头发为标本进行微量元素检测的，这比"夹手指"相对靠谱一些。但因为头发生长需要一定的时间，所以头发中检测到的微量元素只能反映人体几周前的情况。此外，头发与外界接触，容易受环境污染，比如是否沾了灰尘、头发是否干净等，都会影响检测结果，所以其临床价值很有限，目前已经很少使用。

那么，什么检测方法才是准确的呢？相对准确的方法是血液检测，包括指血和静脉血。指血检测时，一般第一滴血是不能要的，因为指尖被刺破后，会混入一些破碎的细胞和组织液，会影响检测结果。取样是从第二滴血开始，并经过离心处理后才能做血清检测。静脉血检测提取方便，更能准确反映血液中的微量元素值。但是有些微量元素会受到血液状态以外的因素影响，所以不能以血液检查的结果来判断微量元素是否缺乏，而需要综合孩子的生长发育、饮食、体征等来评估。

缺铁性贫血就要补铁

敲黑板划重点

● 不建议家长自行给孩子服用铁剂，请遵医嘱。

● 常见的口服补铁剂有右旋糖酐铁口服液、蛋白琥珀酸铁口服液、多糖铁复合物胶囊等。

● 口服铁剂治疗期间，大便颜色可能变黑，对此不必紧张。

● 不推荐做微量元素检测。

● 几种推荐的补铁食物：猪肝、猪血、瘦肉、豆腐干、黑木耳、菠菜等。

● 为了预防缺铁性贫血，建议以动物性食物补铁为主。另外，维生素 C 可促进铁的吸收。

雷区 20

多补充 DHA，孩子会变得更聪明

父母都希望自己的宝宝能聪明健康，被誉为"脑黄金"的 DHA 这一特殊营养补充剂近些年备受家长的欢迎。然而，很多家长都把 DHA、EPA、鱼油、鱼肝油的概念搞混了。

先来明确一下这些拗口的概念。

(1) DHA("脑黄金")： 人体不能合成，必须从外部摄取。可促进大脑神经发育、视网膜发育。

(2) EPA("血管清道夫")： 人体不能合成，必须从外部摄取。降血脂作用明显，不适合儿童。

(3) 鱼油： DHA＋EPA，不建议儿童服用含 EPA 的藻类 DHA 产品。

(4) 鱼肝油： 维生素 A＋维生素 D，避免过量补充。

DHA 是在母乳中最先发现的。一开始，科研人员觉得母乳喂养的宝宝表现得更加聪明，后来就在母乳中发现了 DHA；再后来，科研人员发现，深海鱼油里富含 DHA。

常见的 DHA 补充剂分为鱼油和藻类两种，如果需要吃补充剂的话，建议大家选择藻类 DHA，因为鱼油中含有的 EPA 会扩张血管、抗血栓、抑制凝血，对宝宝的健康是不利的，还可能导致宝宝发生过敏现象。

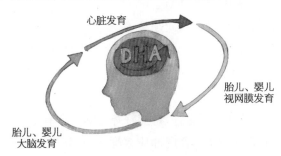

心脏发育

DHA

胎儿、婴儿
视网膜发育

胎儿、婴儿
大脑发育

很多家长都有一个认识误区——"DHA 补充得越多,宝宝就越聪明"。这种说法是没有任何科学依据的,聪明与后天的培养教育也有很大的关系。DHA 只是脂肪的一种,并不是什么特殊营养素,对于人体来说,任何一种物质都不能少,不存在厚此薄彼。如果长期、大量补充 DHA,也会加重肾脏的代谢负担,反而不利于健康。

什么情况下建议给孩子补充 DHA

足月儿,母乳不够:对于母乳喂养的足月婴儿,吃母乳就够,不需要额外补充 DHA。重点保障乳母的 DHA 摄入量。乳母每日摄入 200 毫克 DHA(可每周吃 2～3 餐鱼,且有 1 餐以上为脂肪含量高的海产鱼,每天吃 1 个鸡蛋),可以保证婴儿每日 DHA 摄入量达到 100 毫克,满足婴幼儿的生长发育需求。

无母乳,奶粉凑:在无法母乳喂养或母乳不足情形下,可应用含 DHA 的配方奶粉,其中 DHA 含量应为总脂肪的 0.2%～0.5%。

早产儿,需注意:应特别关注早产儿对 DHA 的需求,建议具体咨询医生。美国儿科学会建议,出生体重不足 1 千克的早产儿,每千克体重每日 DHA 摄入量≥21 毫克;而出生体重不足 1.5 千克的早产儿,每千克体重每日 DHA 摄入量≥18 毫克。

幼儿补,食为主:6 个月后添加辅食、已经不喝配方奶或母乳的 3 岁以下孩子,可以通过调整膳食,吃一些富含 DHA 的食物来满足需求。

富含 DHA 的食物有哪些

深海鱼类:鲅鱼、三文鱼、海鲈鱼、金鲳鱼、小黄鱼、秋刀鱼等。海鱼类 DHA 含量比淡水鱼高。食用海鱼,也需要考虑到污染物的情况,且应尽量避免汞含量较高的鱼,如鲨鱼、箭鱼、方头鱼、腈鱼。

海藻类:紫菜、裙带菜、海带、龙须菜等。

植物油:亚麻籽油、紫苏籽油、核桃油中含有丰富的 DHA 前体 α-亚麻酸,可在体内转化为 DHA,但转化效率不高,约为 1%,不如直接吃鱼来得更便捷高效。

其他:坚果类,如核桃、亚麻籽、奇亚籽等;此外,还有蛋黄,虾、蟹、贝类等。

建议每周吃鱼虾 2～3 次;食用油应多样化,可增加亚麻籽油和紫苏籽油;

若对鱼虾过敏,可选择合适剂量的 DHA 补充剂。

敲黑板划重点

- 婴幼儿每日 DHA 摄入量宜达到 100 毫克。
- 孕妇和哺乳期女性每天摄入 DHA 不少于 200 毫克。
- 鱼油中含有 DHA,鱼肝油含有维生素 A、维生素 D,二者是不同的。
- 目前没有证据表明额外补充 DHA 会影响孩子的智商。
- 母乳是婴儿 DHA 的主要来源,母乳喂养的足月婴儿不需要另外补充 DHA。
- 配方奶喂养的孩子,尽量选择含有 DHA 的奶粉。
- 应特别关注早产儿对 DHA 的需求。
- 海鱼类 DHA 含量比淡水鱼高。
- 如果天然食物摄入的 DHA 不足,可以通过补充剂补充。

雷区 21

追追追，盲购儿童海淘药

随着互联网的发展，找代购、海淘等越来越普遍。海淘药品这几年受到新潮宝爸宝妈们的热捧，但是海淘药就真的比国内的药来得更安全吗？有必要去购买传得神乎其神的海淘药物吗？

海淘儿童药，风险大于获益

(1) 语言不通，说明书成"天书"：海淘药无中文说明书，很多家长看不懂海淘药物的德语、日语、韩语等说明书，因此对药品的用法、成分、适应证、适用人群、疗效等各方面都不了解。对于肝肾功能尚不完全、解毒能力差的儿童，很可能因为过量使用药物而造成药物中毒。如果发生问题，医院在处理上也存在许多困难。在国外，尤其是在日本，部分药品直接摆放在药妆店，周围可能充斥着各类生活用品或化妆品，因此大大降低了购买者对这类儿童药品的警惕性。

(2) 各国单位使用不同，剂量千差万别：很多人往往只看到了包装说明上的阿拉伯数字，而忽视了后面紧跟的剂量单位。国外使用的单位很可能和中国不一样，这也是容易导致海淘药使用错误的原因之一。而且由于各国情况的差异，药物说明书上的指导建议也存在差异。

(3) 海淘药若出问题，维权难：很多药品对存储、运输、保存等有特殊的要求。在海淘过程中，普通物流和快递难以达到相关条件。而且面对众多的海淘商家，家长根本无法区分药品究竟是国外原购，还是假药、劣药。此外，海淘属于跨境交易，同时物流环节十分复杂，家长们在维权时会面临语言不通、责任不清、维权的成本过高等阻碍。

(4) 价格昂贵，质量却不随之成正比：海淘药除了贴有"神药"的标签之外，价格昂贵也是它的一大特色。也正因为价格昂贵，抓住了消费者"越贵越好"的心态,事实往往并非如此。有些微商在利益的驱动下甚至随意更改日期,出售快要到期的药品,掺杂使假等,这都令孩子使用海淘药的风险难以预估。

(5) 海淘成人药,儿童不宜:儿童不是"小大人",不能随意参照成人的标准用药。家长在给孩子用药前,要认真阅读药品说明书的各项内容。对无中文标识的海淘成人药品或保健品,坚决不能给孩子服用;对没有明确规定儿童禁用的药品,则需要在医生或药师指导下选用适宜的剂型和剂量,并在孩子服药期间注意观察,监测用药效果或可能发生的不良反应。

(6) 海淘保健品,儿童不推荐:盲目给儿童服用补品,有时不仅无益,还可能带来严重的危害。比如某些保健品含有激素或类激素成分,长期服用会促使儿童性早熟;一些含多种氨基酸、维生素及微量元素的保健品及补剂,往往含糖分太高,长期服用易导致儿童龋齿、厌食、肥胖及各种营养过量或不平衡等。

常见的儿童海淘药

志玲博士在这里简单地把儿童海淘药分为三大类——不建议海淘的、没必要海淘的和可以海淘的。

● 三大类海淘药物

不建议海淘的	日本面包超人系列
	美国无糖 Delsym 止咳药
	德国诺华 Otriven 婴儿感冒鼻塞专用滴鼻液
没必要海淘的	德国 Nurofen 退热果汁(橙子味)
	德国原装 Hexal Paracetamol 婴儿宝宝退烧 PP 栓
	德国 Prospan 小绿叶
	澳大利亚 Panadol 感冒退热止痛液
	美国 Little remedies 西甲硅油滴剂
	美国小鼻子盐水滴鼻水
可以海淘的	德国 Oralpaedon 240 电解质水
	美国 Pedialyte 口服补液盐
	美国 D drops 维生素 D_3 宝宝滴剂
	德国 Ferrum Hausmann 婴儿补铁滴剂

不建议海淘的药物

这些药物不仅没有特殊疗效,还可能出现不良反应。

（1）"面包超人"系列（日本）：日本的"面包超人"，据说止咳化痰的效果特别好，又是非处方药，随手就能在日本街边的药店买到，很多家长很喜欢托人代购。

旧版蓝色"面包超人"含"可待因"，18 岁以下禁用。日本在 2019 年起，停止售卖旧版蓝色"面包超人"，但不排除微商存在囤货或是修改日期的情况。且新版蓝色"面包超人"和国内的普通儿童止咳药没有明显不同。其他颜色的"面包超人"多是复方药，一旦不小心，就可能给宝宝重复用药，造成不良反应翻倍。不推荐给 6 岁以下的孩子使用非处方的止咳药。

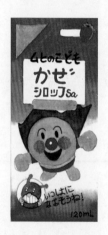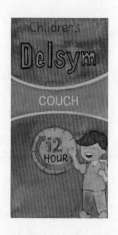

（2）无糖 Delsym 止咳药（美国）：这款药物主要成分是右美沙芬，有抑制呼吸的风险。说明书上也明确写着"小于 4 岁的儿童不能使用"，但是很多家长会忽视，用来给两三岁的孩子止咳，这样会存在一定风险。

（3）Otriven 婴儿感冒鼻塞专用滴鼻液（德国诺华）：这款滴鼻液的主要成分是赛洛唑啉，存在一定安全隐患。短期内使用可能会有很好的疗效，但是长此以往不仅会产生依赖性，更会出现流鼻血或是加重鼻炎等不良反应。不推荐12 岁以下儿童使用，大儿童也只能使用 2~3 天。

（4）Prospan 小绿叶（德国）："小绿叶"的主要成分是常青藤的提取物，止咳效果还有待验证。网上几乎所有关于"小绿叶"的宣传都在说新生儿可以吃，然而德国官网清楚注明了"在给 1 岁以下的孩子服用之前，请咨询医生"。在英国,因为缺少安全有效的数据,"小绿叶"不建议用于 12 岁以下儿童。服用"小绿叶"可能会引起儿童过敏,比如皮疹、皮肤瘙痒、呼吸急促等,还可能会引起一系列的肠胃道反应,如恶心、呕吐、腹泻等。

没必要海淘的药物

可以淘也可以不淘,国内有类似的,有条件者可求心理安慰。

(1) Nurofen 退热果汁(橙子味)(德国诺华)、Hexal Paracetamol 婴儿宝宝退热 PP 栓(德国原装)、Panadol 感冒退热止痛液(澳大利亚)等退热药:这些药或是味道做得好,或是外包装精致,但是在成分上和国内退热药没什么不同。关于退热药,世界卫生组织(WHO)只推荐对乙酰氨基酚和布洛芬。

(2) Little remedies 西甲硅油滴剂(美国)、小鼻子盐水滴鼻水(美国):这些药在国内也有成分、效果类似的,没必要冒着各种风险海淘。

可以海淘的药物

有一定优势,经济条件好的家庭可以选择购买。

(1) Oralpaedon240 电解质水(德国)、Pedialyte 口服补液盐(美国):电解质水和补液盐是孩子的必备药,主要用于预防和治疗脱水。在国内找不到类似甜味的药品时,海淘是一个不错的选择。但 Pedialyte 口服补液盐含有甜味剂,官网也建议 1 岁以下的孩子要在医生的指导下服用。

(2) D drops 维生素 D_3 宝宝滴剂(美国):这款滴剂不仅能吃好几个月,操作也方便,每次滴一滴就好。但平时需要注意避光保存。

(3) Ferrum Hausmann 婴儿补铁滴剂(德国):大多数铁剂都有一股难闻的铁锈味,德国的这款补铁剂是香草奶油味的,对胃肠道的刺激也小。

海淘药物之前,先问三个问题

海淘药物并非不可行,但是建议在给孩子使用海淘药物之前,一定要多问几个为什么。

(1) 是否已经明确这种药物的成分、用法用量及不良反应?推荐读原版药物说明书,不能完全听从微商、广告商或是周围亲友的解读。

(2) 这种药物用于孩子是不是安全的?建议在和儿科医生或药师确认后再使用。

（3）国内有没有和这种药物类似的替代品？ 近几年，国内对儿童药品的研发力度大大加强，有些海淘药在国内也批准上市了（有了中国版的说明书），很多药物其实没必要去国外海淘。

除此之外，有能力的家长最好将自己海淘药物的成分、剂量、用法用量、不良反应以及中毒症状等翻译成中文，并且打印出来放在家里醒目处，这样能进一步避免家里老人给孩子用错药。如果一旦用错药物，拿这些资料前往医院，也能够帮助医生对孩子进行更及时、准确的对症治疗。

志玲博士

帮你越过儿童用药的 28 个雷区

敲黑板划重点

● 很多药物其实不建议海淘，Prospan 小绿叶（德国）、面包超人（日本）等不建议购买。

● 海淘药使用有风险，建议读原版药物使用说明书，并注意药物有效期。

● 很多海淘药存在过度宣传的嫌疑，购买需理性。

● 购买海淘药，要找信任的人代购或者亲自去国外购买。

● 使用海淘药之前，还是建议咨询医生或药师之后再决定是否使用、如何服用。

● 不建议海淘一些保健品给孩子吃，均衡饮食即可。

雷区 22

宝宝吃药难，捏鼻子、撬嘴巴灌下去

曾经有报道称，北京市某社区医院接诊了一急诊病例，一名 2 岁的宝宝因窒息 15 分钟被家长送至医院，最终没能抢救过来。孩子窒息的原因是家长在给孩子喂感冒药时孩子哭闹不止，家长就捏着孩子的鼻子强灌，结果造成药物误吸入气管，酿成了悲剧。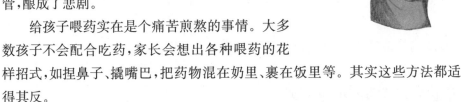

给孩子喂药实在是个痛苦煎熬的事情。大多数孩子不会配合吃药，家长会想出各种喂药的花样招式，如捏鼻子、撬嘴巴，把药物混在奶里、裹在饭里等。其实这些方法都适得其反。

正确给宝宝喂药"六步走"

(1) 备好喂药器具：喂药前，家长需要清洁双手(不留长指甲)，一定在每次喂药前都清洁一遍喂药器具，以免残留的药液与新的药液发生反应，同时也避免可能存在的灰尘或细菌污染。

(2) 准备药品、配制药液：这一步需要根据医嘱进行。儿童，尤其是 2 岁以内的小宝宝在服用药品时，必须严格按照每公斤体重、月龄来设定给药剂型、剂量和给药方式。切忌随意把大人的药给孩子吃。请确保已经正确理解了医生强调的用药注意事项，不清楚时可以向医生提问。在药房取到药以后，如果瓶子上的使用说明跟医生或药师说的不一样，或者不太明白剂量和用法，请向医生或药师问清楚。

(3) 稳定宝宝情绪：稳定好孩子情绪，避免哭闹时喂药。可采取环抱姿势，使孩子身体保持坐位、半卧位或者侧卧位；吃药的时候可以让孩子坐起来或是微微后仰，这个姿势下孩子更不容易呛到，且不会把药吐出来。如果孩子躺着，可以让他侧过身来，然后把药慢慢送进孩子嘴巴挨着床垫的那边。同时，爸爸妈妈们的心平气和对宝宝来说也是最好的镇静剂。

（4）喂药安全第一：推荐使用喂药器。孩子的舌尖和舌头中间的味蕾最为敏感，喂药器可以避开这些区域，把药挤在舌根下方，这样药物可以直接流进喉咙，宝宝也就不会尝到太多苦味了。使用喂药器时速度一定要慢，避免孩子呛到。对于大一点的孩子来说，需要吞药片，可以把药片放在孩子的舌尖附近，让他喝一口水含住；然后让他低头，下巴贴着胸口，迅速抬头的同时进行吞咽。药片会漂浮在水面上，也就是靠近喉咙的位置，水一冲就轻松吞下去了。

（5）记录药效：有的孩子喜欢口服液，有的喜欢咀嚼片，大一些的孩子可以直接吞胶囊。家长可以记录哪一种药、什么味道的药、什么形式的药孩子用了效果最好。下次医生开药的时候，主动向医生介绍以前的情况，告诉医生孩子更喜欢哪种形式的药。

（6）喂药后少量饮水：喂药后少量饮水可以帮助宝宝将药物完全送入胃中，防止药物停留在口腔或食管太长时间。如果是婴儿，要保持坐位、半卧位或者侧卧位 5 分钟左右，避免药物被吐出而呛入气管。

给新生儿喂药的正确方法

由于新生儿的味蕾没有发育成熟，对味道不是很敏感，父母们可以将药研成细粉溶于温水中喂服。可以将溶好的药液用小勺直接喂到宝宝嘴里。喂药时最好把宝宝的头偏向一侧，把小勺紧贴宝宝的嘴角慢慢灌入。等宝宝把药全部咽下去后，再用小勺喂少量的温开水。

对于病情较轻的新生儿，可把药溶于水中，放入奶瓶，让宝宝自己吸吮服下。但要记得把宝宝吸吮以后残留在奶瓶上的药液加少许温开水涮下，然后也让宝宝服下，否则无法保证足够药量。

肝肾功能发育尚不完善的新生儿，对药物的代谢能力较弱，药物容易在体内蓄积，发生不良反应。因此，用药要特别小心，应在医生指导下用药，并应密切观察药物的不良反应。

此外，给新生儿服药时不可将药与乳汁混着一起喂，因为两者混合后可能出现凝结现象，或者因为母乳中含的免疫成分而降低药物的治疗作用，甚至影响新生儿的食欲。

这些喂药习惯不可取

(1) 捏住宝宝的鼻子强行喂药：这个行为很容易引起宝宝呛咳，情况严重时可能引起肺部感染，甚至窒息死亡。

(2) 突然"袭击"：有些父母会趁着宝宝张口哭笑时，迅速将药放入宝宝口中，随即灌水冲服。这种方法也容易导致宝宝随吸气而将药物误吸入气管，从而导致呛咳，甚至发生不幸。

(3) 在孩子睡梦中喂药：孩子（尤其是年龄偏小者）身体各部位、器官尚未发育完全，咽喉十分狭窄。若趁孩子熟睡时喂药会突然刺激咽喉，易引起喉痉挛从而导致窒息。

(4) 把药和果汁、牛奶、食物等混合吃：将药物和食物等混合起来，可能会对药物有效成分产生影响，从而降低药效。

(5) 让孩子干吞药片：一般吃药时都是喝水服用，但一些妈妈眼见宝宝水喝下去了，但药片还在嘴里，于是就要宝宝干吞药片。如此，药片虽然不在嘴巴里面了，但药片碎片很容易停留在消化道，从而刺激消化道黏膜，影响宝宝健康。

(6) 用药不规范：任意加大或减小药量，或者给宝宝喂药不能严格按量、按时，或将几次喂药量分一两次灌服，这样不仅会影响药物的治疗效果，还很容易引起药物的不良反应，甚至引起药物中毒。

(7) 其他：骗宝宝说药物味道就像糖果，擅自使用处方药等。

吐药后需要补服吗

对于吐药后是否需要补喂药，应该以"15 分钟"为界限。

（1）如果吃完药 15 分钟内吐了，药物还来不及被人体吸收，可以等孩子平静后再喂一次，而且是按原剂量补喂。

（2）如果是在吃完药 15 分钟到 1 个小时之间吐了，是否要补喂还得根据药物的吸收特点和宝宝的病情来决定，需要咨询医生或药师。

（3）如果是吃完药超过 1 个小时吐了，那就不需要补喂。

敲黑板划重点

- 喂药前家长要镇静,不要着急紧张。

- 稳定好孩子情绪,避免在孩子哭闹时喂药。

- 小一点的孩子推荐使用喂药器。喂药时避开舌尖和舌头中间,因为这两处的味蕾最为敏感。

- 切记不可强行撬开嘴巴、捏着鼻子喂药。

- 孩子不配合吃药时,不要责骂或者殴打他。

- 若孩子乖乖吃药,可给予一定的奖励。

- 不要趁着宝宝张口时,迅速将药放入口中。

- 不推荐在孩子睡梦中喂药。

- 和孩子一起读一些与吃药相关的绘本,让孩子逐渐了解为什么要吃药,让孩子知道吃药不是一件恐怖的事情等。

- 孩子服药后15分钟内吐药,需要原剂量补服;1小时之后吐药,不需要补服;15分钟~1小时之间吐药,建议咨询医生。

雷区 23
疏忽而致误服药、意外伤

医疗技术在不断提高，但儿童意外伤害的发生率、致死率及致残率却不降反升，已成为重要的全球性公共卫生问题。家长们平时应注意防范儿童意外伤害，给宝宝营造一个安全、健康的成长环境。

避免孩子误服药物，要从预防做起

作为一名医生兼药师，志玲博士见到过太多因为误服药物来医院洗胃的儿童。有些孩子还因此发生了严重的肝损伤，住进 ICU。社会新闻中，儿童将止咳糖浆当成饮料误服的事件也屡见不鲜。家长在生活中想要有效预防孩子误服药物，需要注意药物使用的基本准则。

（1）将药品储存在盒子里，放在儿童拿不到、宠物也碰不到的地方（防止家里小狗等把药拖出来），并将其加锁、保持阴凉通风。半夜给宝宝喂药后也要及时将药品放回小孩够不着的地方，防止宝宝误服。

（2）将儿童、成人药品分开存放。不要随意把大人的药给孩子使用。

（3）改变传统的喂药方式，不要将药品说成糖果、饮料，以免误导孩子。

（4）加强对婴幼儿的看护，对学龄前儿童可适当进行药物知识科普教育。

（5）用药前需要仔细阅读药品说明书，了解正确的给药方法和剂量，仔细观察药品有没有变质。

（6）建议每季度清理家中药品，查看有效期。同时记得每次开封时记录开封日期，开封后的药品有效期最多为半年。

孩子一旦误服药物，怎么进行家庭护理

孩子误服药物以后，可以根据不良反应的强弱，先进行家庭紧急处理。不

良反应较弱的,例如误服了维生素、健胃药、滋补药等,可以让孩子多喝温开水;不良反应较大的,例如误服了解热镇痛药、镇咳化痰药、避孕药、催眠药、抗生素等,可以用催吐法,让孩子把胃内容物吐出来以缓解症状。当不良反应较大时,应在采取家庭紧急处理方法后尽快送医,不要忘记带上误服的药物或药物包装等以供医生处置、抢救时参考;没有相关包装、标识等,应将呕吐物、残留物等带往医院,以便做毒物鉴定。

Tips

腐蚀性物质误服的处理方法

若误服了腐蚀性物质,不能催吐或洗胃,而要根据误服物质的性质视情况而定,尽量减轻对胃黏膜等的伤害。误服了腐蚀性物质的紧急处理方法有以下几种。

(1) 强碱:应立即服用食醋、柠檬汁、橘汁。

(2) 强酸:应立即服用生蛋清、牛奶。

(3) 碘酒:应喝米汤、面汤等含淀粉的液体。

皮肤外伤要视情况及时处理

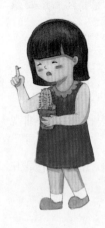

当孩子发生皮肤外伤时,应首先看有没有钉子、玻璃、花刺等扎到皮肤里面,若有,应先把异物缓缓拔出。若异物整个插入皮肤,可挤压周边皮肤,试着将其挤出来,然后用生理盐水或清水冲洗伤口。若只是擦伤,可用创可贴简单包扎;若伤口较深或出血较多,要立即送医,遵医嘱打破伤风疫苗。

若孩子被马蜂或蜜蜂蜇了,也要先用镊子把刺拔出来,再用手挤出毒液;然后用肥皂水或清水充分清洗伤口。与此同时,应尽快送往医院。

常见的外伤消毒剂

碘伏:安全性和有效性均可,比较推荐。注意避光保存。

碘酊：不能用于破损皮肤、黏膜等，刺激性大，有腐蚀作用，使用后需用酒精棉球擦拭。

碘酒：不建议用于伤口、面部、会阴，刺激性大，使用后需用酒精棉球擦拭。

酒精：75％浓度的酒精不建议用于伤口，刺激性大。白酒等饮用酒不能替代消毒用酒精。

双氧水、高锰酸钾：有腐蚀作用，务必注意浓度，不同浓度用于不同的目的。尽量避免使用高浓度双氧水、高锰酸钾进行外伤消毒，且不可长期使用。

苯扎溴铵：使用前要稀释，现用现配。用于皮肤消毒时，使用 0.1％的浓度；用于创面黏膜消毒时，使用 0.01％的浓度。

氯己定：又名洗必泰，安全性较高，也常被用于漱口水中。

红药水：又名红汞，顾名思义，含有重金属汞，强烈不推荐使用。

紫药水：甲紫，又名龙胆紫，有潜在致癌作用，强烈建议不要用于伤口消毒。

注意：外伤消毒时每次只能使用一种消毒剂，万不可混合使用。

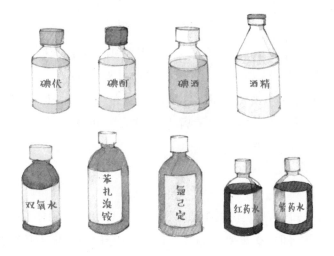

其他意外伤害的处理方法

动物抓伤或咬伤

发生动物抓伤或咬伤时，应立即就地用清水或肥皂水彻底清洗伤口，清洗时间不少于 20 分钟，同时用力挤压周围组织，设法把粘在伤口上的动物唾液和伤口上的血液冲洗干净。若伤口较大、出血严重，则不建议长时间冲洗，要立即送医。暴露于可疑患狂犬病动物后要尽快接种狂犬疫苗，必要时同时注射狂犬病免疫球蛋白。

昆虫飞进耳朵

昆虫一旦不小心飞进了耳朵，可以利用昆虫的趋光性，在黑暗中用手电在外耳道口照射，让昆虫自己爬出。或者向耳朵内滴入 75% 的酒精、白酒或乙醚，使昆虫麻醉，也可滴香油、石蜡油等，将昆虫闷死后取出。

流鼻血

孩子流鼻血的时候，让孩子坐着，头向前并微微低头，将孩子两侧鼻孔捏在一起约 10 分钟，并嘱咐孩子用口呼吸，吐出口内血液。止血后 3～4 小时内不要擤鼻涕或挖鼻孔。若孩子经常流鼻血或出血量较大，建议去医院查明原因。

烫伤

若是隔着衣物烫伤，要连同衣服一起尽快用清水或盐水冲洗伤处 5～15 分钟，待降温后再扒开衣服检查烫伤程度。切勿刺破、穿破烫伤的水疱，要保持伤面清洁。已破的水疱要保持暴露，也要保持创面干爽。切记不要涂抹任何偏方，如牙膏、酱油等，很可能会加重病情、增加治疗的难度。用清洁的床单、衣物、毛巾等覆盖后，立即送医。

溺水

很多家长不知道，其实仅仅 3 厘米深的浅水也可能淹死一个孩子！在孩子玩水、洗澡、游泳等时，家长要时刻盯着孩子。另外，不要以为孩子会游泳就掉以轻心，会游泳的孩子也会发生溺水，一定要小心。

扭伤

孩子好动好玩，经常一不小心就扭伤脚了，发生扭伤很正常。但家长们也要学会扭伤的应急处理措施。在关节扭伤后 48 小时内，不可对患处做热敷，而要用湿毛巾或冰块进行冷敷，48 小时后才可以热敷。

敲黑板划重点

- 药物应放高处或儿童够不着的地方。
- 发生皮肤外伤时,伤口清洁是第一步,必要时需打破伤风针。
- 孩子发生坠床后若哭闹,反而不用太担心;若不吭不响,则要及时送医。
- 发生动物抓伤或咬伤时,要清洗伤口并尽快咨询医生是否需注射狂犬疫苗。
- 若昆虫进了耳朵,可用黑暗中的一束光来引导昆虫出来。
- 不要经常擤鼻涕或挖鼻孔,避免流鼻血。
- 烫伤后应立即用清水冲洗 5 分钟以上。
- 3 厘米高的水就可能淹死一个孩子,戏水需谨慎。
- 扭伤后 48 小时内要进行冷敷。
- 居家旅行可备碘伏;避免使用红药水和紫药水来消毒伤口。

雷区 24

不了解耳毒性药物，轻易给宝宝使用

孩子年幼，肝脏、肾脏等药物代谢器官还未发育成熟，药物毒性对他们的影响会更大、更深。听力下降、耳聋、肾功能衰竭、药物性肝损伤……家长用药时一不留神，就可能对孩子一生造成影响。在所有药物伤害中，药物性耳聋尤为值得注意。

药物性耳聋可造成终身伤害

耳聋是最常见的残疾之一，我国每年新增 6 万～8 万聋儿。致聋原因中，约60％都是由遗传因素导致的。但这些聋儿中，90％的聋儿父母听力却是正常的，这其中有很大一部分人群是因为用错了药，导致后天不可逆的耳聋——耳蜗毛细胞受到损害，无法正常将声波转化成为电冲动传导至听觉中枢，从而导致感音神经性耳聋。

由于抗生素的广泛应用以及其他化学药物的应用，药物性耳聋的患儿逐渐增多。2005 年春节联欢晚会上，美轮美奂的千手观音表演让人惊叹，这 21 位聋哑人表演者中，有 18 位都是药物性耳聋患者。

耳聋基因检测很有必要

目前，很多省市都开展了新生儿耳聋基因检测。其中，北京市于 2012 年起，就免费为常住人口新生儿进行耳聋基因检测。

目前发现 GJB2、SLC26A4、GJB3、线粒体 12S rRNA 这四个基因和耳聋相关性最高，其中线粒体 12S rRNA 基因和氨基糖苷类药物性耳聋密切相关。正常人群这四个基因总的携带比例约为 6％，耳聋人群中这四个基因突变则共占了大概 80％的比例。

很多家长会有这样的疑问："我家宝宝听力筛查没问题，就不需要做基因检测了吧?"其实,传统的听力筛查对药物性耳聋或者后天的迟发性耳聋筛查作用有限,可能无法及时发现药物性耳聋,而这部分人群后期极易发生渐进性或突发性听力丧失。耳聋基因检测是传统听力筛查的重要补充。建议有条件的家庭及早给孩子进行耳聋基因检测,且越早进行越好。

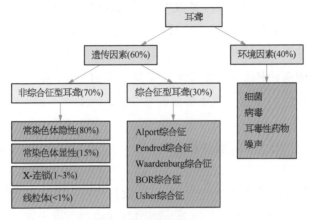

耳聋原因示意图

对于以下几类人群,建议做耳聋基因检测。

(1) 听力损失者,想了解自身听力损失的原因。

(2) 有药物性耳聋家族史,特别是母系亲属中有过药物性耳聋患者,则要更加注意。

(3) 新生儿,或者说 18 岁以下的儿童都建议进行耳聋基因检测。

慎用耳毒性药物

如果孩子的线粒体 *12S rRNA* 基因有问题,则应避免使用有耳毒性的抗生素,包括链霉素、庆大霉素等氨基糖苷类药物,其他的耳毒性药物也需谨慎使用。目前发现的耳毒性药物有 100 多种,常见的有以下几类。

(1) 氨基糖苷类抗生素:主要包括链霉素、庆大霉素、卡那霉素、阿米卡星等。这类药物在内耳外淋巴液中浓度可达血药浓度的 670 倍,且消除缓慢。氨基糖苷类抗生素引起的耳聋约占药物性耳聋患者人数的 1/3,所以临床上使用此类抗生素时要严格按照儿科专科医生、专科药师的指导用药。

(2) 大环内酯类抗生素:主要包括红霉素、克拉霉素、罗红霉素、阿奇霉素等。这类抗生素可引起可逆的双侧听力损害,通常伴有耳鸣。其耳毒性和血药浓度有关,剂量过大或用药时间过长都会造成听力损害。

（3）四环素类抗生素：主要包括四环素、土霉素、多西环素、米诺环素等。其产生耳毒性的剂量依赖性非常明显，给药剂量越高，耳毒性的风险越高，且当与利尿药合用时，能明显增加四环素的耳毒性。

（4）解热镇痛药：包括阿司匹林、非那西汀、保泰松等。其中最常见的阿司匹林可引起双侧对称听力损失，多数可逆，但也有因误用药造成严重耳鸣后遗症和永久性听力损伤的。同时，阿司匹林还会增加患儿罹患瑞氏综合征（Reye Syndrome，简称 RS）的风险，故不推荐作为退热剂在儿童中应用。

（5）部分中药：中药并不是 100％ 安全无害的，乌头碱、重金属（如汞、铅、砷）等如果使用不当，都会导致不可逆性耳聋。

耳聋基因检测阳性，影响注射疫苗吗

对于耳聋基因检测阳性的宝宝，他们的家长可能会有这样的疑问："我家宝宝耳聋基因检测阳性，医生提示要避免使用氨基糖苷类抗生素。现在孩子需要注射手足口疫苗，我发现疫苗里面有个成分是卡那霉素，属于氨基糖苷类抗生素。那孩子到底要不要注射手足口疫苗呢？"

其实不仅是手足口疫苗，还有麻腮风疫苗、水痘疫苗等，其成分中都有氨基糖苷类抗生素。针对这个问题，志玲博士查阅了国内外相关的指导意见，发现国内外尚无儿童接种疫苗可以导致耳聋发病风险增高的资料，且疫苗中残留的抗生素是非常微量的。也就是说，耳聋基因阳性的儿童和其他儿童一样，可以正常接种所有的疫苗。

Tips

关于基因检测指导安全用药

药物基因组是一个国际范围内的研究热点。在国内，原国家卫生和计划生育委员会（现国家卫生健康委员会）也出台了一系列利好政策和指南，比如《药物代谢酶和药物作用靶点基因检测技术指南》，鼓励医院和一些机构积极开展药物相关的基因检测研究。当然，目前该项技术也存在一些不足，比如和耳聋相关的基因并不是只有 *GJB2*、*SLC26A4*、*GJB3*、线粒体 *12S rRNA* 这四个。对于药物和基因的关系还需要更多、更全面的科研数据。但大家也不要把它拒之门外，孩子安全用药需要多方面的因素协同作用，基因检测是其中的一个。

志玲博士

帮你越过儿童用药的 28 个雷区

敲黑板划重点

● 推荐常规进行新生儿耳聋基因检测。

● 有耳聋家族史的人群非常有必要做耳聋基因检测。

● 常见的耳聋基因有 *GJB2*、*SLC26A4*、*GJB3*、线粒体 *12S rRNA*。

● 如果线粒体 *12S rRNA* 基因突变，禁用氨基糖苷类抗生素。

● 建议了解常见的耳毒性药物，比如庆大霉素、红霉素、四环素、某些中药等，使用这些药物需注意药物不良反应的监控。

● 耳聋基因检测阳性的儿童，可以正常接种所有疫苗。

● 基因检测不可神化，也不建议采取抵制的态度。基因检测是医生的好帮手！

雷区 25

药品说明书像"天书"，看不懂就不看了

药品不同于普通商品，用药时的一个哪怕小小的失误，都很可能对孩子造成终身伤害。请利用好我们手中的药品说明书，因为很多重要的信息早已写在说明书中，必要时也可作为维权的法律依据。

然而，有些说明书很复杂，爸爸妈妈们很焦虑：密密麻麻的小字，抓不住重点，不想看又不敢看！不良反应写了一大段，这可怎么办？写得好吓人，这药能用吗？还有些说明书写得太简单，不良反应、儿童用药、注意事项都写"尚不明确"或者写"遵医嘱"。爸爸妈妈们又犯难了：这些药到底能不能用？万一出事怎么办？

药品说明书，号称药品"天书"，到底如何正确解读，怎样才能"get"到重点？看完本章内容，相信药品"天书"对您来说再也不那么"可怕"了！

必须了解的说明书中的重要板块

药品说明书也是在不断修改中的，上市 5 年内的新药属于不良反应监测的重点对象，一般药品上市时间越长，说明书也就越长。用药者没有必要阅读完说明书上所有的内容，重点需要看"药品名称与成分""适应证""禁忌证""用法用量"（若有医生处方，则以处方为准）"不良反应""注意事项""贮藏""有效期"。

注意药品的通用名称

药物包装或药品说明书上一般都列出了药品的通用名称、商品名称、英文名称和汉语拼音，在有关的药物手册上还列出了药品的别名。

通用名称指在全世界都可通用的名称。一种药物只有一个通用名称。只

要通用名称相同就属于同一种药品,不可同时服用,否则会重复用药,加大不良反应。

商品名称是药厂通过注册受法律保护的专有药名,用于宣传。商品名可因生产厂家不同而有若干个。从商品名上一般看不出药品的主要成分。

别名是人们曾使用过的习惯的名称。例如对乙酰氨基酚的别名是扑热息痛。

明确药品的适应证

药品适应证指该药品适用于治疗哪些疾病。一定要注意药品的适应证,只有对症下药,才能达到治病的目的。尤其在自我药疗或购买非处方药时,首先要注意适应证是否与患者的身体症状相符;如果不符,应属于不对症,千万别用,否则就是用错药了。

明确药品的用法用量

用法用量,通俗地讲就是"怎么吃、吃多少",这一点尤为重要。儿童不是"小大人",肝肾功能都无法和成人相比,在使用药物之前一定要明确什么时候用药以及用多少剂量,还要看清药物是口服、外用还是注射用。药品说明书上会写明不同病症所对应的用量,还要注意应根据年龄、体重不同而区别使用。

在计算药量前先确定:①宝宝年龄(周岁)、体重(千克);②药品规格,即每片、袋或瓶的药量;③常用单位(毫克、克或毫升),熟悉常用单位间的换算,如1克=1 000毫克、1升=1 000毫升等,因为每种药物说明上的写法可能不同,"每片0.5克"也可写作"每片500毫克";④同种药物对不同适应证,剂量往往也不同,如布洛芬用于解热时每次10毫克/千克、用于镇痛时每次15毫克/千克,千万不要搞错。阿莫西林克拉维酸钾,对于细菌性支气管炎,可以每次用15毫克/千克,8小时一次;如果对于鼻窦炎或中耳炎,可以每次使用40~45毫克/千克,12小时一次。

另外,要注意服用药物的时间。药品说明书上的服药时间看似很口语化,并不像专业术语,但实际上每个说法都有严格的解释。

● 对说明书上服药时间的用语解读

说明书服药时间用语	解　读
睡前	睡前 15～30 分钟服药
空腹	餐前 1 小时或餐后 2 小时服药
顿服	把一天的用药量一次性服下
一天三次	不是指一日三餐,严格来说指每隔 8 小时服用一次
饭前	餐前 30～60 分钟左右服药
饭后	餐后 30 分钟左右服药
随餐	进餐过程中服药
必要时服	疾病急性发作时服药

"慎用""忌用""禁用"的具体含义

慎用: "慎用"是指谨慎使用,不是不能用,但必须密切观察患者用药情况,一旦出现不良反应,应立即停药。当家长们遇到提示"慎用"的药品时,应当咨询医生或药师后再使用更为安全。

忌用: "忌用"是指避免使用。某些患者服用此类药物可能会出现明显的不良反应。但若病情急需,可在医生指导下使用。在家庭用药时,凡遇到"忌用"药品,最好不用。

禁用: "禁用"是指禁止使用,是对用药最严厉的警告。凡属"禁用"的药品,绝不能抱侥幸心理贸然使用。不过有些说明书修改滞后,有些药物对于孕期、哺乳期都写禁用,但其实最新的研究已经证实可以使用,建议在使用前向专业的医生、药师咨询。

关于药品说明书,你还需要知道这些

药品储存有讲究

要定期整理家中存放的药品,超过有效期的药品不能服用。家中小药箱的药品一定要按说明书上要求的贮存方式存放。如果没有按要求贮存,就会使药效降低或无效,有些药品变性后会产生对身体有害的物质。

"有效期"是指药品在规定的贮存条件下,能保持质量的期限,药品的有效期并不等于保质期。药品开封后或者保管不当,即使在有效期内,也可能引起药品变质失效。一般滴眼液、口服糖浆剂等液体制剂,如果在开封后 2~4 周内没用完的话,建议不要再用。开封时需标明药品的开封日期。

Tips

药品储藏温度术语解析

一般药品说明书上都会写明密封、干燥保存,但有些药品对于储藏温度也有要求。

(1)"常温储存"是指 10~30 ℃;

(2)"室温"指 20~25 ℃;

(3)"阴凉"指温度不超过 20 ℃;

(4)"冷藏"是指温度为 2~10 ℃,一般存放在冰箱中。

常见解读误区

(1) 不良反应:有的人一看见说明书上标有"不良反应"就不敢使用了。其实严格来说,没有一个药品是完全没有不良反应的。相反,不良反应列出越详细,对患者越有利。一旦出现不适,可立即对照说明书上所罗列的已知不良反应,采取停药和对症处理。有些说明书写得非常简单,有时恰恰说明研究得不够充分,并不一定安全。

(2) 价格:很多人都有这样的疑问:是不是价格昂贵的药一定比便宜的药好?其实这是错误的认知,选购药物要本着"只选对的,不选贵的"的原则,并非越贵越好。

敲黑板划重点

● 药物说明书可作为法律依据。

● 使用药物前应仔细阅读药物说明书,重点需要看"药品名称与成分""适应证""禁忌证""用法用量""不良反应""注意事项""贮藏""有效期"。

● 一种药物只有一个通用名称,却可能有几十种甚至上百种商品名称。家长注意不要给孩子重复用药。

● 若孩子的症状不在"适应证"一栏或者"用法用量"中提示的和医生处方不一致,请及时和医生沟通。

● 药品说明书里的危险性,禁用＞忌用＞慎用。慎用:必须服用时要随时观察;忌用:很可能带来不良后果;禁用:肯定会带来不良后果。

● "不良反应"一栏写得越详细对患者越有利,一旦出现不适,可及时排除药物因素。

● 药品说明书上的服药时间看似很口语化,实际上每个都有严格的解释。比如"一天三次"不是指一日三餐,严格来说指每隔8小时服用一次。

● 注意药品的贮藏条件,否则药品容易变质失效。

● 药品的有效期并不等于保质期。某药品开封后最好在多长时间内使用可咨询医生或药师。

雷区 26

没有家庭小药箱，孩子小病时无药可用

相信很多家长都碰到过这样的情况：孩子半夜发高热，匆匆忙忙去医院，却在医生检查过后被告知"不要担心，以后碰到这种情况可以先在家里简单处理，不需要急忙送医院，在医院里面反而可能会交叉感染，得不偿失。"

其实，孩子感冒、发热、拉肚子是常事。建议家里备个儿童专用小药箱以备不时之需。但要注意尽量把孩子的药物和成人的药分开放置。孩子不是大人的缩小版，对于儿童用药，家长要格外当心。现在网络信息鱼龙混杂，网上经常流传着各种妈妈呕心沥血整理的"孩子用药宝典"，不仅不够专业，还漏洞百出，有很大的用药安全隐患。宝爸宝妈们不要轻信网上的这些内容。

在本章，志玲博士结合多年的从医经验，整理出家庭小药箱该备的药物，指导宝宝常见疾病的家庭药疗以及药箱的储存管理，为宝宝常见病的家庭用药支招献策。

药箱里该准备哪些药

孩子的常见病不外乎是感冒、发热、咳嗽、便秘、腹泻、小外伤等。因此，家庭小药箱的常备药物应包括治疗感冒发热、止咳抗过敏、止泻通便、治疗外伤的药物等几大类。

（1）治疗发热的药物：可常备布洛芬和对乙酰氨基酚。孩子容易感冒、发热，退热药是必备。儿童用药和成人不同，世界卫生组织（WHO）推荐的儿童退热药只有两种——布洛芬（常见有美林）和对乙酰氨基酚（常见有泰诺林）。这两种退热药都是很安全的药物，不良反应发生率较低。但需要注意的是，布洛芬用于退热镇痛的最小月龄为 6 个月，6 个月以下患儿不应该使用。可间隔6～8 小时重复使用，每 24 小时不超过 4 次。

6 月龄以下的孩子发热时需要特别注意。如果孩子月龄大于 3 个月，可以用对乙酰氨基酚（1 岁以下需遵医嘱），可间隔 4～6 小时重复使用，每 24 小时不超过 5 次（Up To Date 建议不超过 5 次，但国内说明书为 24 小时不超过 4 次）；3 月龄以下的婴儿，不建议自行服用退热药物。

(2) 治疗咳嗽、鼻塞的药物：可常备生理性盐水鼻腔喷雾。用药前可先看宝贝咳嗽是否有痰。祛痰药在儿童中使用的好处没有足够证据说明。若是无痰干咳，首先应该去医院查明原因，不建议家庭常备止咳药。

6 岁以上的孩子可在医生指导下使用羟甲唑啉鼻腔喷雾剂，可以收缩血管，减轻鼻腔充血和水肿。如果只有鼻塞流涕等症状，可以使用生理性盐水鼻腔喷雾用来湿润鼻腔、清洗鼻腔并稀释鼻涕，使之容易流出来，缓解宝宝的不适，但注意使用羟甲唑啉一般不要超过 3 天，长期使用可能造成药物性鼻炎。

(3) 抗过敏药物：可常备西替利嗪滴剂（杰捷、仙特明等）或氯雷他定糖浆（开瑞坦）。西替利嗪可用于 6 月龄以上婴儿，氯雷他啶可用于 2 岁以上幼儿。最新的抗组胺药左西替利嗪滴剂和地氯雷他啶片，在安全性和有效性方面比二代更好，6 月龄以上婴幼儿可使用。不推荐氯苯那敏（扑尔敏）。另外推荐皮肤外用药——炉甘石洗剂，可外用止痒（湿疹患处除外）。

(4) 止泻药物：可常备口服补液盐Ⅲ。无脱水和轻度脱水的腹泻患儿可在家中治疗，尽快口服足够的第三代补液盐（博叶）以预防脱水，补充丢失的水电解质，因为腹泻引起的脱水比腹泻本身更可怕。可适度服用蒙脱石散（思密达），在肠道形成一层保护膜，安全、有效。注意不要使用过量，会引起便秘。

对于腹泻宝宝，建议同时补充益生菌制剂，可纠正肠道内菌群失调，达到治疗腹泻的目的。常见益生菌有鼠李糖乳杆菌（康萃乐）、布拉氏酵母菌散剂（亿活）等。需要注意的是，一般的益生菌与抗生素合用时需间隔 2 小时服用，以免疗效降低。布拉氏酵母菌散剂除外，因为它是真菌，不需要与抗生素间隔 2 小时服用。

推荐腹泻患儿在能进食后即可开始补锌，6 月龄以上患儿每天补充锌元素 20 毫克（元素锌 20 毫克相当于硫酸锌 100 毫克，葡萄糖酸锌 140 毫克），共 10～14 天；6 月龄以下患儿通常补锌证据不足，宝爸宝妈们要牢记。

(5) 通便药物：可常备开塞露和乳果糖。宝宝便秘原因有多种，如饮食不合理、没受到科学排便训练、心理因素、肠道发育不正常等。首先可调整饮食和排便习惯，保证每天至少 2 小时的运动时间，还可绕着肚脐顺时针揉肚子。如果调整之后仍然不能改善便秘症状，这时才考虑使用开塞露和乳果糖。

开塞露的有效成分是甘油,属于刺激型泻药,是通过肛门插入给药,可以润滑肠道并刺激肠道壁进行排便反射,激发肠道蠕动从而排便。短期使用相对安全,长期使用很可能会使宝宝对其产生依赖性,形成没有强烈刺激就不肯排便的习惯。因此,开塞露只能偶尔用来缓解便秘。如果没有开塞露,也可以临时用量肛门温度的电子温度计替代,记得在温度计上涂上橄榄油后再缓缓插入肛门。

乳果糖是人工合成的双糖,可在结肠中转化成有机酸,刺激结肠蠕动,常用于治疗慢性功能性便秘。

(6) 外伤药: 孩子活泼淘气,难免遭遇各种外伤,建议家中常备碘伏、创可贴、酒精棉片、无菌纱布等,还可以备一些抗生素软膏,如红霉素软膏或者莫匹罗星软膏。

若皮肤表层擦伤,轻度出血,可以用清水轻轻冲洗受伤部位,清除污垢和伤口残骸,再用碘伏消毒,最后用创可贴暂时贴住伤口止血。若皮肤伤口出血较多或者有深度的切口,要先止血,用无菌纱布按压住伤口止血,然后用清水清洗伤口,涂抹红霉素等抗生素软膏,再用创可贴遮盖伤口。如果异物嵌入比较深或者异物比较大,要立即带孩子去医院处置。

特别强调不推荐红药水、紫药水和双氧水。红药水含有汞离子,使用过多可能引起汞中毒,一些对汞过敏的人还会引发接触性皮炎,并且红药水消毒效果也不太可靠。同时切记,红药水不能与碘酒一起使用,这是因为红药水中的红溴汞与碘酒中的碘相遇后,会生成剧毒物质碘化汞。紫药水又称为甲紫、龙胆紫、结晶紫,研究发现它有一定的潜在致癌性,尤其不能涂抹于口腔、肛门、尿路等黏膜处或破损的皮肤伤口上。双氧水对皮肤刺激过大,也不推荐。

(7) 皮肤外用药: 可常备氧化锌软膏、炉甘石洗剂、红霉素软膏或莫匹罗星软膏、硝酸咪康唑乳膏等。可根据宝宝的具体情况选择性备用。若家有小宝宝,可备用氧化锌软膏外用治疗尿布疹、红霉素软膏或莫匹罗星软膏外用抗菌、硝酸咪康唑乳膏外用抗真菌;地奈德乳膏是弱效激素,可以备一支来缓解蚊虫叮咬的瘙痒或轻微湿疹的治疗等。

(8) 不建议备复方感冒药、口服抗生素、激素药、中成药: 志玲博士个人认为,孩子感冒大多数情况下仅需要对症治疗,无需使用复方感冒药。2岁以下禁止使用复方感冒药,4岁以下不推荐使用,4~6岁可以在医生或药师指导下使用。也不建议备头孢等口服抗生素。口服抗生素的使用有严格的应用指征,需要凭医生处方购买并且遵医嘱服用,家长千万不要自行给孩子服药。此外,口

没有家庭小药箱,孩子小病时无药可用

服中成药因为疗效不明确，还可能有潜在的不良反应，也不推荐常备。口服的激素同样有严格的使用指征，不建议常备。

家庭小药箱的储存与保管

家庭药箱贮存中的注意事项

一般药品应该在阴凉、干燥、室温、避光处保存。"阴凉"是指 20 ℃以下，但不低于 8 ℃。阴凉处≠冰箱里！某些特殊药品需要冷藏保存，一般药品包装盒上会有标识，注意是"冷藏"而不是"冷冻"。

家长要学会"三分开"原则：①易串味、易混淆的药品分开存放；②内服药与外用药分开存放；③儿童用药与成人用药分开存放。

应使用儿童安全包装药品，且要放在儿童或宠物看不到且碰不到的地方。还需提醒的是，尽量保留所有药物的使用说明书；每隔 3 个月左右，将家庭药箱检查一遍，一旦发现有药品变质、潮解、霉变或过期，应当及时清理，同时及时补充缺少的药品。

简单判断药品是否变质

胶囊剂有软化、碎裂或表面发生粘连现象；丸剂出现变形、变色、发霉或臭味；药片有花斑、发黄、发霉、松散或出现结晶；糖衣片表面褪色露底，出现花斑或黑色，或者崩裂、粘连或发霉；冲剂受潮、结块或溶化、变硬、发霉；药粉吸潮或发酵变臭；药膏出现油水分层或有异臭等情况时，均不能使用。内服药水尤其是糖浆剂，不论颜色深浅，都要求澄清（混悬液除外），如果出现絮状物、沉淀物，甚至发霉变色或产生气体，则表明已经变质。如果发现家里药物出现以上现象，代表药物已经变质，此时必须弃用。

开封后药品的保存时间

2015 版《中国药典》指出：除药品说明书有明确规定外，眼用制剂、鼻用制剂、涂剂、涂膜剂等在启用后最多可使用 4 周。日本药剂学会建议：对于已经开封的液体制剂，如果说明书没有特别说明，原液可以保存 2 周左右，稀释过的药液自处方之日起可以保存 1 周左右。瓶装片剂、胶囊剂开封后，一般应在三个月至半年内使用。一些液体糖浆剂，如补铁糖浆和咳嗽哮喘治疗糖浆等，一般开封后可保存一个月；在炎热的夏天使用期间，可以放入冰箱保存，但是低温可能使某些液体药物的黏度增大，造成服用和量取的困难，使用前要提前从冰箱取出。

家中的剩药如何处理

很多人都有这样的疑问：家中的剩药是留到下次有相同症状时再吃还是直接丢垃圾桶，或者送给亲友服用？正确的答案是：应该交由药店或医院的过期药品回收站，或由相关单位统一处理。美国食品药品监督管理局（AFDA）规定，部分风险小的药物可以冲入下水道，但是老百姓不容易鉴别风险，因此不提倡。上海已经实行垃圾分类，可以先撕下标签中的个人信息，放入密封塑料袋或密封容器中后，丢入"有害垃圾"桶。

Tips

需尽早就医的情况

家有小药箱，遇事不惊慌。药箱里备好应急药物，能解燃眉之急。但宝妈宝爸们毕竟不是专业医生，如果宝宝出现以下情况，需要尽早送医诊治，以免延误病情：①宝宝一直哭闹不停，不管谁来安慰都没有用；②很难被唤醒；③有人想触碰或者移动孩子，他就哭闹；④脖子僵硬，不灵活；⑤手臂、大腿或身体的其他部位出现不能控制的抽动、痉挛；⑥神志不清，行动怪异；⑦呼吸时伴有杂音；⑧不能吞咽任何食物，并不住地流口水；⑨皮肤上出现紫色的斑点；⑩肤色灰白或呈暗蓝色；⑪脉搏微弱却快、急（不满1岁的孩子每分钟脉搏超过160次，年满1岁的孩子每分钟脉搏超过120次）；⑫排尿时哭闹或者排尿时有灼热或疼痛感；⑬腹泻时便中带血；⑭孩子体温反弹，过分焦躁不安，或使用退热药1小时后精神状态仍然较差。

敲黑板划重点

- 家庭小药箱的常备药物应包括：治疗感冒发热的药物（如对乙酰氨基酚、布洛芬）、治疗鼻塞的药物（如生理性盐水鼻腔喷雾）、抗过敏药（如西替利嗪滴剂、氯雷他定糖浆等）、止泻药（如补液盐Ⅲ）、通便药（如开塞露，如果买药不方便，也可以备上乳果糖）、外伤药（如碘伏、创可贴、酒精棉片、无菌纱布、红霉素软膏或莫匹罗星软膏）等几大类。

- 定期查看家庭药箱，及时清理过期药物。

- 读懂药物说明书，尤其注意"药物成分""药物禁忌""药物不良反应"等内容。

- 若医生处方和药物说明书有出入，建议立即向医生询问原因。

- 吃药后，孩子的精神处于萎靡或者特别亢奋的状态，要尽早送医。

雷区 27
不把宝宝口臭当回事儿

口臭,是指嘴巴里发出的令人尴尬的难闻的味道。别以为口臭只会发生在成年人身上,有些家长发现:当妈妈想亲亲宝宝的小嘴时,宝宝一张开嘴巴,散发出阵阵臭气。我的儿童精准用药门诊咨询群里也经常有宝妈询问:"我的宝宝 22 个月了,平时身体很健康,近来早晨发现孩子出现口臭,怎么回事? 该如何处理?"

宝宝口臭虽然是常见现象,但妈妈们可不能大意,及时找出宝宝口臭的问题所在,对症下药即可改善。妈妈们不妨先从以下几个常见诱因查起。

不注意口腔卫生,口腔食物残留

因为睡前吃奶或者其他食物,口腔残留食物发酵产生有刺激性气味的含硫气体或者形成牙垢、菌斑等,都会产生臭味。通常在正确刷牙,使用牙线后减轻。

舌苔过厚

可用塑料材质的舌清洁器轻柔地清洁舌苔。

宝宝口腔干燥缺水

如果宝宝的口腔干燥,唾液分泌量减少,口腔自洁功能就会降低,口腔内的挥发性物质则随之增多,产生臭味。

疾病引起（总结表格如下）

● 可能导致口臭的疾病原因

口臭类型	原因	备　注
口源性口臭	龋齿	食物残渣发酵散发腐败性气味
	牙周疾病	常见牙龈出血，散发血腥臭味
	念珠菌感染	2岁以下婴幼儿需警惕是否患了鹅口疮，如果是鹅口疮，要及时就医
	口腔溃疡	有明显疼痛感，一般7～10天自愈
	鼻窦炎	鼻窦炎发作时，脓液会潴留在鼻道和咽喉中，成为细菌繁殖的温床
	扁桃体炎/咽炎	用闪光灯照一照孩子的喉咙，如果扁桃体肿大呈鲜红色，其上有白点，应及时就医；此外，还要检查是否有扁桃体结石
非口源性口臭	胃肠炎症	消化系统紊乱，散发臭鸡蛋味
	胃食管反流	散发类似粪臭的气味
	肠道菌群失调	回忆孩子是否使用过多抗生素
	维生素缺乏	尤其是B族维生素以及维生素C缺乏
	便秘	多喝水，多吃高纤维、富含果糖及山梨醇的水果和蔬菜，更推荐水果（如西梅、苹果、梨、红心火龙果等）
	其他重大疾病	糖尿病酮症酸中毒会散发特殊的烂苹果味；尿毒症引起的口臭类似于尿的味道；白血病及其他血液病可以产生腐败血的气味

预防和处理的办法

（1）养成良好的饮食习惯和卫生习惯，孩子的食品用具专人专用。

（2）规律饮食。家长除了给宝宝选择易消化吸收的食物外，在喂食前还要保证食物煮烂、易消化。每次喂食要控制摄入量，不要强迫进食，不要吃太油腻的东西。做到食品多样化，保证营养均衡合理。注意蔬菜和水果的摄入，保证孩子进食定量、定时。睡前禁止吃甜食。

（3）让宝宝多喝温开水，以保持口腔湿润，促进新陈代谢。可在室内放个加湿器，加湿器可以增加室内湿度，避免宝宝在室内活动时口腔过分干燥，产生口臭。这个方法在天气干燥的冬季非常实用。

（4）口腔疾病，如伴有蛀牙、消化不良、感冒、口腔溃疡、鼻炎、鼻窦炎等，必须去医院请医生详细进行诊治，进行有针对性的治疗。

（5）正确用药：对由于胃肠道功能紊乱引起的口臭可运用胃蛋白酶、多酶片、乳酶生等调理改善胃肠功能；对其他问题引起的口臭应到专科进行对症治疗。一定要在医生指导下使用药物，不可擅自给孩子用药。

（6）清洁口腔。这个非常重要，下面详细讲解 0～12 岁孩子的口腔护理知识。

0～12 岁孩子的口腔护理

0～4 个月：没有牙？那也要"刷牙"

宝宝出生后，从喝了第一口奶开始，就要做伴随一生的"刷牙"工作了。这个时候因为宝宝还没有牙，所以可用口腔清洁棉或软指套蘸水来清洁口腔，每天至少晚上睡前要清洁一次。清洁不到位很可能会影响乳牙的萌出。

4～35 个月：乳牙萌出，可试着用米粒大小的儿童牙膏清洁口腔

这个时期，宝宝开始长乳牙了，可以给宝宝准备磨牙玩具，但注意不要太小，防止宝宝吞咽或误吸。

即便孩子才长出了一颗牙，也要注意清洁。可以用牙刷或上面提到的口腔清洁棉或软指套，蘸取米粒大小的儿童牙膏，每天清洁口腔三次或多次。孩子每次喝完奶或进食之后，都建议刷牙，或者至少用清水擦拭。

3～5 岁：预防"奶瓶龋"，鼓励孩子自己刷牙

家长可以帮孩子挤好牙膏，大概豌豆粒大小即可，建议用软毛的小头牙刷，然后训练孩子自己刷牙。这个阶段的孩子非常容易发生"奶瓶龋"，家长需要注意不要让孩子抱着奶瓶睡觉，每次喝完奶后都要漱口或者刷牙。

为了预防龋齿，在孩子 3 岁或 4 岁时，可以在牙医指导下进行牙齿涂氟，每半年一次。另外，当孩子 3 岁左右时，乳磨牙基本萌出后，家长可自愿在牙科医生指导下选择是否给孩子做窝沟封闭。

6～12 岁：换牙期

恒牙长得好不好，会直接影响孩子的外表形象。而且这个时期的孩子开始懂得审美，自尊心比较强，家长更要注意孩子的牙齿状况。建议半年去看一次牙医。

12～18 岁：矫正牙齿的黄金期

这段时间恒牙在不断生长，变得结实坚硬。建议定期咨询牙医，也可以及时了解是否需要进行牙齿矫正，不要错过黄金期。当然，任何年龄都可以矫正牙齿，只是这个时期矫正会更好。此外，在孩子 12～13 岁时，可以在医生指导下对长出的双尖牙和第二恒磨牙进行窝沟封闭。

18 岁之后：必须坚持早晚刷牙，这个时期可能长智齿

18 岁以后，刷牙的习惯基本养成，并需在接下来的人生中始终贯彻执行。有些人在这个时期会长智齿。

正确的刷牙方法（巴氏刷牙法）

将牙刷的刷毛放置在牙面上，顺着牙缝进行刷牙。刷上牙时从上往下转动牙刷，刷下牙时从下往上转动牙刷。每个部位刷 6～8 次，然后前移一个牙位，彼此要有重叠，不能跨度太大，以免遗漏牙位。

刷后牙外侧面时建议用圆弧法。告诉宝宝上下牙咬合，在牙闭合的情况下将牙刷刷毛放置在最后边牙的牙面上，开始用一种快而宽的圆弧运动，用很轻的压力从上颌牙龈刷到下颌牙龈，即在牙面上转圈，每个部位反复 6～8 次。刷前牙时，使上下前牙切端对切端接触，张开唇部，用牙刷刷毛做连续的圆弧运动。

刷后牙的内侧面时建议用拂刷法。将牙刷刷毛放在牙面上，顺着牙缝进行刷牙。刷上牙时从上往下转动牙刷，刷下牙时从下往上转动牙刷。每个部位刷 6～8 次，然后前移一个牙位，前移牙位时，彼此要有重叠。

"志玲博士"

帮你越过儿童用药的 28 个雷区

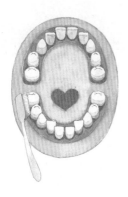 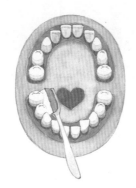 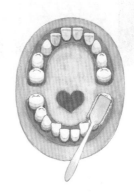

刷上下前牙内侧面时，刷头要竖起来。磨牙的咬合面要来回刷。刷完左侧再刷右侧，每个部位、每个牙面都刷到。每次刷牙应不少于3分钟。

 敲黑板划重点

● 孩子的食品用具要专人专用。

● 规律饮食，睡前禁止吃甜食。

● 让宝宝多喝温开水，室内放个加湿器。

● 胃肠道功能紊乱引起的口臭可运用胃蛋白酶、多酶片、乳酶生等防治。

● 即使牙还没长出来，也要开始"刷牙"，可用口腔清洁棉或软指套蘸水来清洁口腔。

● 不要让宝宝含着奶嘴入睡。

● 孩子2岁以后，就要开始训练孩子自己刷牙，家长认真监督。

● 从3～4岁开始，每半年涂一次氟，在牙医指导下可以做窝沟封闭。

● 推荐巴氏刷牙法。

● 长大后每天刷牙两次，使用牙线一次，饭后漱口，每3个月换一次牙刷。

● 孩子口臭，刷牙也没什么效果时，建议去医院检查，找到病因。

雷区 28
网上流传的那些谣言

在和众多宝爸宝妈们交流的过程中,志玲博士发现了一些听起来很有道理的育儿"常识"。经过进一步地询问发现,这些"常识"有的是从老一辈那里传下来的,有的是从互联网上了解到的,还有的是从其他宝妈们口里听来的……

为此,志玲博士特意整理、总结出以下常见的育儿"常识",或者更准确地说是育儿谣言,并给出医学上的正确解释。方便起见,此处以"Y"代表"谣言",以"R"代表正确的解释。

Y:胸大奶水就足,胸小奶水肯定少!

R:很多老一辈的人都这样认为,导致很多胸小的女性在怀孕时被质疑是否有足够的奶水喂养宝宝,从而心理压力过大。其实,奶水的多少和乳房的大小没有任何关系。奶水的多少取决于乳腺发育的情况,乳房的大小则取决于乳房内脂肪量的多少,两者是不同的概念。

Y:哺乳期妈妈生病了不能吃药,否则会通过乳汁传给宝宝!

R:哺乳期妈妈应尽量少吃药、不吃药。但也要视情况而定。建议宝妈们不要硬扛,遵医嘱用药是可以的。事实上,大多数药物仅有不到5%的量会进入乳汁,最后被孩子吸收的则更少了。

Y:6个月以后母乳就没营养了,随时可以断奶。

R:母乳无论何时都是有营养的,只是随着时间推移,营养成分会从逐渐上升到逐渐下降。母乳是任何食物都无法替代的,健康、营养均衡的母乳可提供足月儿正常生长至6个月所需的全部营养需求。6个月以后仍然鼓励母乳喂养(建议母乳喂养到2年甚至更久),只是这时候宝宝的营养需求非常大,建议开始喂辅食。

Y:母乳不够就多喝米汤,米汤营养丰富。

R:米汤的主要成分是淀粉,孩子生长发育所必需的蛋白质、维生素、微量元素、无机盐等含量非常少,只喝米汤营养是不够的。如果母乳不够,可以配合奶粉给孩子喂食。

Y:小孩子吃饭不香,用儿童酱油调调味儿。

R:儿童酱油只是噱头而已,和一般酱油没区别。婴幼儿饮食要清淡,1岁以内宝宝一般不建议吃盐,也不建议吃酱油等调味品,以免加重肾脏负担。

Y:孩子奶粉过敏,也太娇气了吧? 多吃几回,适应了就好了。

R:让过敏的孩子继续接触变应原,宝宝过敏的情况可能会越来越严重。正确的做法是尽量避免接触变应原,或在医生的指导下进行脱敏治疗。

Y:孩子黄疸了,马上用茵栀黄。

R:很多新手爸妈对茵栀黄都不陌生,临床上曾被广泛用于新生儿黄疸。2016年前国家食品药品监督管理总局(CFDA)特发公告,禁止茵栀黄注射剂型用于新生儿、婴幼儿、孕妇;2017年又出公告称,茵栀黄口服剂型可引起腹泻、呕吐、皮疹等不良反应,且建议葡萄糖-6-磷酸脱氢酶(G6PD)缺乏者慎用。鉴于以上种种,不建议用茵栀黄来治疗黄疸。

Y:预防流感妙招多,提前服用板蓝根,或用醋熏、洋葱贴脚底板等。

R:以上"妙招"均不推荐。每年接种流感疫苗是预防流感的终极妙招。

Y:补充维生素C能预防和治疗感冒。

R:补充维生素C并不能减少感冒发生的概率,也不能减缓孩子感冒病症的严重度。且等到感冒了才吃维生素C,基本来不及了。任何维生素都不建议过量补充。

Y:孩子咳嗽要马上止咳,时间久了会得肺炎。

R:注意下因果关系,是肺炎导致的咳嗽,而不是咳嗽导致肺炎。咳嗽是一种症状而不是病。事实上,咳嗽是一件好事,可以把毒物排出体外。在咨询医生之前不建议自己使用止咳药。

Y:孩子发高热会"烧坏脑子"。

R:发热是机体免疫系统正在和细菌、病毒等进行激烈的搏斗,发热只是症状而不是疾病。没有任何研究和临床实验表明,发高热会"烧坏脑子"。事实上,会"烧坏脑子"的是脑炎、脑膜炎等疾病。

Y:孩子感冒发热了,赶紧捂一捂,出一身汗就好了。

R:强烈不建议捂汗。捂汗会导致体温越来越高,进而导致孩子脱水,甚至造成致命的"捂热综合征"。

Y:宝宝惊厥抽搐的时候掐人中、往嘴里塞毛巾。

R：热性惊厥的孩子通常牙关紧闭，不会咬伤自己的舌头，因此不要在他的嘴里塞任何东西，否则反而会导致窒息。掐人中也不推荐，没有作用且会掐伤孩子。孩子发生惊厥抽搐时，可以立即让孩子侧卧，解开领扣，保证气道通畅，另一位家长可用手机拍摄视频进行记录，方便之后提供给医生参考；抽搐时间大于 5 分钟或者有其他高危因素时应赶紧去医院或打 120 急救电话。

Y：香蕉是治疗宝宝便秘的好东西。

R：香蕉治不了孩子便秘，不够成熟的香蕉含有很多鞣酸，甚至会加重便秘。宝宝便秘时多吃富含膳食纤维、果糖及山梨醇的水果（如西梅、苹果、梨、红心火龙果等），养成良好的饮食排便习惯更为有效。

Y：益生菌可以长期补充。

R：益生菌并不是万能的，盲目补充有风险。益生菌治疗很多疾病，现阶段缺乏足够的循证医学证据。当发生腹泻等疾病时，可以考虑吃点益生菌，但病情好转后，就不再建议继续服用了。当然，也不推荐长期服用。

Y：孩子反复生病，吃点提高抵抗力的药物，如匹多莫德等就行了。

R：号称提高免疫力的偏方和保健品更多的是商家的营销。打着提高免疫力旗号的药物也缺乏足够的研究依据，如匹多莫德、细菌溶解产物等。

Y：接种免费疫苗就够了，自费疫苗就不要接种了，不仅贵，还不安全。

R：疫苗分为两类——免费的一类疫苗和自费的二类疫苗。在经济条件许可的情况下推荐都接种，多接种一种，就多一层保护。疫苗的分类不是固定不变的，会根据国家经济情况、疫苗供应情况等做调整。

Y：接种完疫苗当天不能洗澡。

R：事实上，接种疫苗的针眼非常小，当天就可以洗澡，不要用力揉搓注射部位就行，也别着凉。

Y：宝宝手脚凉，要比大人多穿一件衣服。

R：判断冷暖要摸后背，而不是单纯看手脚温度。一般情况下，孩子要比大人少穿一件衣服。1 岁内婴儿（特别是早产儿）一般比大人多穿一层；1 岁后跟大人穿一样就行（当然，如果大人特别怕冷的除外）。

Y：枕秃、夜里睡不踏实、多汗等就是缺钙。

R：枕秃也很可能是因为睡觉时摩擦同一部位引起；多汗可能是热了。但这些都不一定是缺钙。事实上，99% 以上的孩子都不需要额外补钙，只要喝够奶就行。

Y：出牙以前不用给孩子清洁口腔，浪费精力。

R：从孩子出生后，就要用口腔清洁棉或软指套蘸水，每天清洁口腔、按摩牙龈。

Y：孩子乳牙蛀了没关系，反正会换牙。

R：这个想法很危险。一方面，对孩子蛀牙的原因没有把控，即便换牙了也容易再次蛀掉；另一方面，也会影响恒牙的萌出。

Y：孩子拉肚子，就不要喂他吃饭了。

R：孩子腹泻期间，要视腹泻轻重决定是短暂禁食还是进流食，或者只喝口服补液盐水。不能盲目禁食。

Y：抗生素猛于虎，千万不能给小孩子使用抗生素。

R：抗生素不能滥用，但也不能"一棒子打死"。建议遵医嘱使用，切不可自行用抗生素。一旦开始用抗生素了，一定要足量、足疗程，不可擅自停药或减药。

附录一
儿童慎用、禁用药物一览表

2018年，国家药品监督管理局频出重手，接连修改、禁用了一大批药品及使用说明。志玲博士的公众号"志玲姐的童药圈"也发布了很多个儿童安全用药的专题。医药学的发展是非常迅速的，有些药发现了更多的不良反应，我们有理由给孩子选择更安全的药物。

志玲博士参考前国家食品药品监督管理总局的官网、人民日报等权威媒体，为家长们盘点了一份"儿童慎用、禁用药物一览表"，里面包含了家长们需要警惕的感冒药、止咳药、退热药等10大类常见药物。

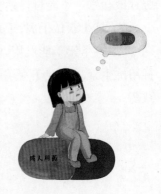

● **儿童慎用、禁用药物一览表**

感冒药		
药　物	注意事项	原　因
复方感冒药	2岁以下儿童禁用，2～4岁不推荐使用，4～6岁在医生指导下使用	复方感冒药缺少儿童剂量标准，并且不同的复方感冒药虽然有不同的药名，却可能含有相同的有效成分，可导致严重不良反应，疗效也不明确
小儿伪麻美芬滴剂（艾畅）	国药准字 H20010605 已被注销，儿童禁用	2018年6月1日，国家药品监督管理局正式发布公告：决定注销小儿伪麻美芬滴剂（常见药品名：艾畅）的药品注册证明文件
特酚伪麻片/特洛伪麻胶囊	已上市的召回、销毁，所有人群禁用	2018年11月30日，国家药品监督管理局发布通知：经国家药品监督管理局组织再评价，认为特酚伪麻片、特洛伪麻胶囊存在心脏毒性不良反应，使用风险大于获益，决定自即日起停止特酚伪麻片和特洛伪麻胶囊在我国的生产、销售和使用，撤销相关药品批准证明文件

感冒药

药　物	注意事项	原　因
小儿氨酚烷胺颗粒	1岁以下禁用	含有金刚烷胺、咖啡因，过量服用易导致兴奋、胡言乱语、惊厥等
小儿氨酚黄那敏	儿童不推荐	属于复方感冒药，与退热药一起吃容易导致用药过量，导致严重不良反应
治伤风颗粒（非处方药）	新生儿、早产儿不推荐	2018年1月5日，国家药品监督管理局发布公告：此药修订说明书，孕妇及哺乳期妇女慎用，新生儿及早产儿不宜使用
蒲地蓝消炎片	孕妇慎用，儿童须在医生指导下使用	2018年11月6日，国家药品监督管理局修订蒲地蓝说明书，孕妇慎用，儿童、哺乳期妇女、年老体弱者应在医师指导下使用
感冒清片	婴幼儿慎用，新生儿、早产儿禁用	2016年9月，国家药品监督管理局要求感冒清制剂修改说明书。因本品含马来酸氯苯那敏，婴幼儿慎用，新生儿、早产儿禁用

止咳化痰药

药　物	注　意	原　因
含有可待因的止咳药	18岁以下禁用	2018年9月，国家药品监督管理局将含有可待因的感冒咳嗽药品列入18岁以下禁用黑名单。长期滥用这类止咳药品，可引起依赖性和成瘾性甚至危及生命
含有异丙嗪的止咳药（如非那根）	2岁以下禁用	不良反应大，可能导致2岁以下孩子呼吸抑制甚至死亡。代表产品：伤风止咳糖浆、复方桔梗枇杷糖浆
注射用盐酸溴己新、盐酸溴己新注射液	未进行该项试验。儿童慎用，尤其不推荐婴幼儿使用	2018年11月20日，国家药品监督管理局发布相关公告
海珠喘息定片	孕妇及哺乳期妇女禁用；新生儿和早产儿禁用	2018年2月2日，前国家食品药品监督管理总局发布公告

解热镇痛药

药　物	注　意	原　因
尼美舒利	12岁以下禁用	可造成儿童肝脏和中枢神经系统损伤
安痛定	任何情况都不建议用	为氨基比林复方制剂，容易引起白细胞减少症和过敏性休克
注射用赖氨匹林	3个月以下禁用，16岁以下慎用	2018年1月31日，国家药品监督管理局发布相关修订。可能引起致命的瑞氏综合征

（续表）

解热镇痛药

药　物	注　意	原　因
阿司匹林	儿童感冒时,应忌用阿司匹林	2018年11月20日,国家卫生健康委员会发布《流行性感冒诊疗方案(2018年版修订版)》,方案中提出,在治疗儿童感冒时,应忌用阿司匹林或含阿司匹林药物以及其他水杨酸制剂
安乃近鼻滴、针剂	美国禁用40年	为氨基比林复方制剂,容易引起血小板减少性紫癜、自身免疫性溶血、再生障碍性贫血、过敏性休克,有致死风险

抗病毒药

药　物	注　意	原　因
利巴韦林	婴幼儿不建议用,孕期及哺乳期妇女禁用	又称为病毒唑,对普通呼吸道病毒感染、手足口病都没有疗效,且有溶血性贫血风险。还禁用于孕期和哺乳期女性,服药前后6个月,男女都需要避孕

抗过敏药

药　物	注　意	原　因
异丙嗪	2岁以下慎用	不良反应有烦躁、幻觉,甚至出现呼吸暂停、婴儿猝死等
赛庚啶、苯海拉明	2岁以下不建议使用	有抑制中枢作用,造成嗜睡、烦躁、注意力不集中等不良反应
盐酸羟嗪	婴幼儿禁用,6岁以下慎用	可能造成肝肾损伤,肝肾功能不全、肺功能不全者均要慎用
酮替芬	3岁以下慎用	3岁以下幼儿使用本药的安全性和有效性尚不明确
马来酸氯苯那敏	新生儿或早产儿不宜使用,婴幼儿慎用	属于第一代抗组胺药,它能够通过血脑屏障,可能引起明显嗜睡
氯雷他定	2岁以下不推荐	2岁以下儿童用药的安全性不清楚

消化系统用药

药　物	注　意	原　因
庆大霉素等氨基糖苷类抗生素	没有做耳聋基因检测的人群慎用	我国每年约有3万名儿童因不当用药造成中毒性耳聋,其中95%以上为服用氨基糖苷类药物导致

「志玲博士」帮你越过儿童用药的28个雷区

消化系统用药

药　　物	注　　意	原　　因
呋喃唑酮片	14 岁以下禁用，葡萄糖-6-磷酸脱氢酶（G6PD）缺乏症者禁用	2018 年 7 月，国家药品监督管理局修改呋喃唑酮片说明书
藿香正气水	儿童、孕妇、哺乳期妇女慎用	可能引起恶心呕吐、皮疹、头晕等不良反应
多潘立酮混悬液	国药准字 H10910084 已被注销	2018 年 6 月 1 日，国家药品监督管理局公告，企业主动申请注销

黄疸用药

药　　物	注　　意	原　　因
茵栀黄注射液	新生儿、婴幼儿禁用	容易引起胃肠道出血、肾功能异常的不良反应；其中含有金银花提取物，容易引发新生儿溶血，曾有致死先例
茵栀黄口服液	不推荐使用	可能导致腹泻、便血、呕吐，对新生儿肠胃有极大损伤，不建议用

保健用药

药　　物	注　　意	原　　因
匹多莫德制剂	3 岁以下禁用	2018 年 3 月，国家药品监督管理局通知：匹多莫德制剂（包括口服液、溶液、胶囊等）3 岁以下儿童禁用，安全性与有效性尚未得到验证。存在消化系统损害、皮肤损害、神经系统损害等多种不良反应。3 岁及以上儿童及青少年使用，每次 0.4 克，每日 2 次，不超过 60 天
保婴丹	不建议使用	主要成分是冰片和法半夏，都会抑制人的中枢神经兴奋性，过量使用可能会抑制宝宝呼吸

海淘药

药　　物	注　　意	原　　因
面包超人系列（日本）	4 岁以下不推荐使用	属于复方感冒药，4 岁以下不推荐使用。而且旧版蓝色包装药含有可待因成分，国家明令禁止 18 岁以下青少年及儿童使用。虽然日本官方发文更改配方，但不排除海淘时买到旧配方存货，不可大意

海淘药		
药　　物	注　　意	原　　因
无糖 Delsym 止咳药（美国）	儿童慎用	主要成分是右美沙芬，有抑制呼吸的风险
Otriven 婴儿感冒鼻塞专用滴鼻液（德国诺华）	3 岁以下不建议，3 岁以上要慎用	主要成分是赛洛唑啉，会引起流鼻血，加重鼻炎

中药注射液		
药　　物	注　　意	原　　因
柴胡注射液	儿童禁用	2018 年 5 月国家药品监督管理局明确指出，柴胡注射液儿童禁用。可导致众多不良反应，因输液、肌注用药致死的事故也曾有发生
双黄连注射液	4 岁以下禁用，孕妇禁用	2018 年 6 月国家药品监督管理局发出公告，明确 4 周岁及以下儿童禁用双黄连注射剂
丹参注射液	新生儿、婴幼儿、孕妇禁用	2018 年 6 月国家药品监督管理局发出公告，明确丹参注射剂说明书增加警示语，【禁忌】项应该包括：新生儿、婴幼儿、孕妇禁用
生脉注射液	新生儿、婴幼儿、孕妇禁用	2017 年 11 月国家药品监督管理局发出公告，明确丹参注射剂说明书增加警示语，【禁忌】项应该包括：新生儿、婴幼儿禁用；孕妇禁用
清开灵注射剂	新生儿、婴幼儿、孕妇禁用	2018 年 6 月国家药品监督管理局发出公告，明确清开灵注射剂说明书修订【禁忌】项增加：新生儿、婴幼儿、孕妇禁用
刺五加注射剂	儿童、孕妇禁用	2018 年 9 月国家药品监督管理局发出公告，明确刺五加注射剂说明书修订【禁忌】项增加：儿童、孕妇禁用
参麦注射剂	新生儿、婴幼儿、孕妇禁用	2018 年 4 月国家药品监督管理局发出公告，明确参麦注射剂说明书修订【禁忌】项增加：新生儿、婴幼儿禁用；孕妇、哺乳期妇女禁用
祖师麻注射液	禁用于儿童肌内注射	2018 年 11 月 2 日，国家药品监督管理局发布公告，因含苯甲醇，此药禁止用于儿童肌内注射

附录二
G6PD 缺乏人群用药禁用、慎用一览表

葡萄糖-6-磷酸脱氢酶(G6PD)缺乏症俗称"蚕豆病",主要分布在长江以南,以海南、广东、广西、云南、贵州、四川等省区发病率为高。发病原因是 G6PD 基因突变,导致该酶活性降低,红细胞不能抵抗氧化损伤而遭受破坏,引起溶血性贫血。鉴于最近几年咨询 G6PD 缺乏症患儿用药问题的家长比较多,志玲博士特意总结以供参考。可能存在风险的药物并不是禁止使用,在孩子没有处于溶血状态或蚕豆病发作风险低,且同时无其他更安全的可替代药物时,可以根据医嘱酌情使用。

● G6PD 缺乏人群用药禁用、慎用一览表

有明确的溶血风险,建议"禁用"	
大　类	药　　名
杀虫剂	● β-萘酚 ● 尼立达唑 ● 锑波芬(用于治疗血吸虫病)
抗生素	● 硝基呋喃类 　○ 呋喃妥因 　○ 呋喃西林 ● 喹诺酮类 　○ 环丙沙星 　○ 莫西沙星 　○ 萘啶酸 　○ 诺氟沙星 　○ 氧氟沙星 　○ 加替沙星 　○ 左氧氟沙星 ● 氯霉素 ● 磺胺类

有明确的溶血风险，建议"禁用"

大　类	药　名
	○ 复方磺胺甲噁唑 ○ 磺胺醋酰/乙酰磺胺 ○ 磺胺嘧啶 ○ 磺胺二甲嘧啶 ○ 磺胺甲噁唑 ○ 磺胺 ○ 柳氮磺胺吡啶 ○ 磺胺异噁唑
抗疟疾	● 麦帕克林，阿的平 ● 帕马奎宁 ● 戊奎宁 ● 伯氨喹
抗高铁血红蛋白成分	● 亚甲蓝
抗分歧杆菌	● 氨苯岚(抗麻风) ● 对氨基水杨酸 　○ 美沙拉嗪 ● 砜类 　○ 阿地砜钠 　○ 葡胺苯砜 　○ 噻唑砜
抗恶性肿瘤辅助药	● 阿霉素 ● 拉布立酶(防止癌症患者血液中的尿酸过高)
泌尿道止痛药	● 非那吡啶(尿道麻醉剂)
其他	● 乙酰苯肼 ● 苯肼 ● 塞来昔布(西乐葆) ● 碳酸酐酶抑制剂 　○ 乙酰唑胺 　○ 布林唑胺 　○ 多佐胺
中药	● 川莲 ● 珍珠粉 ● 金银花 ● 腊梅花 ● 牛黄 ● 茵栀黄(含金银花提取物) ● 保婴丹

可能存在的溶血风险,慎用

大　　类	药　　名
止痛剂	● 阿司匹林 ● 乙酰苯胺 ● 对乙酰氨基酚 ● 氨基比林 ● 安乃近 ● 非那西丁 ● 安替比林 ● 保泰松 ● 异噻酮布洛芬
抗生素	● 呋喃唑酮 ● 青霉胺 ● 氯霉素 ● 链霉素 ● 磺胺类 　○ 磺胺西汀 　○ 磺胺胍 　○ 磺胺甲基嘧啶 　○ 磺胺甲氧嗪
抗惊厥药	● 苯妥英
抗糖尿病药	● 格列苯脲(优降糖) ● 格列吡嗪(美吡达)
解毒剂	● 二巯基丙醇
抗组胺药	● 安他唑啉 ● 苯海拉明
抗高血压药	● 肼屈嗪 ● 甲基多巴
抗疟疾	● 氯喹及其衍生物 ● 氯胍 ● 乙胺嘧啶 ● 奎尼丁 ● 奎宁
分枝杆菌	● 异烟肼(抗结核)
抗帕金森药	● 苯海索
心血管药物	● 多巴胺 　○ 左旋多巴 　○ 卡比多巴 ● 普鲁卡因胺 ● 奎尼丁
诊断剂	● 甲苯胺蓝

附录二

G6PD 缺乏人群用药禁用、慎用一览表

可能存在的溶血风险,慎用

大　类	药　名
痛风制剂	● 秋水仙碱 ● 丙磺舒
激素	● 甲基炔雌醇,美雌醇
硝酸盐类	● 亚硝酸异丁酯
维生素 K	● 甲萘氢醌 ● 甲萘醌 ● 亚硫酸甲萘醌 ● 植物甲萘醌
其他维生素	● 维生素 C
其他	● 蚕豆 ● 砷 ● 萘(卫生球) ● 对氨基苯甲酸 　阿托伐醌

附录三
上海市第一、第二类疫苗接种程序（2017 版）

● 上海市第一类疫苗接种程序（2017 年版）

接种起始年(月)龄	乙肝疫苗	卡介苗	脊灰疫苗 灭活	脊灰疫苗 减活	百白破疫苗	流脑多糖疫苗 A群	流脑多糖疫苗 AC群	麻风疫苗	乙脑减活疫苗	麻腮风疫苗	甲肝灭活疫苗	白破疫苗	23价肺炎多糖疫苗
出生时	1	1											
1月龄	2												
2月龄			1										
3月龄			2		1								
4月龄				1	2								
5月龄					3								
6月龄	3					1							
8月龄								1	1				
9月龄						2							
18月龄					4					1	1		
2岁									2		2		
3岁							1						
4岁				2						2			
6岁							2					1	
≥60岁													1

注：1. 23价肺炎多糖疫苗，"60岁以上老年人肺炎疫苗接种"是上海市重大公共卫生服务项目之一，为本市户籍且60岁及以上老年人免费接种1剂次23价肺炎多糖疫苗。

2. 相关疫苗补种、应急接种、特殊儿童接种等按照《上海市预防接种工作规范》等执行。

● 上海市主要第二类疫苗接种年龄建议(2017 年版)

接种起始年(月)龄	乙脑灭活疫苗*	Hib疫苗	13价肺炎结合疫苗³	23价肺炎多糖疫苗	轮状病毒疫苗	甲乙肝疫苗*	水痘疫苗	流感疫苗	霍乱疫苗	戊肝疫苗	EV71疫苗	腮腺炎疫苗*	AC群结合流脑疫苗*	AC YW135群流脑疫苗*	AC群结合流脑-HIB联合疫苗*	百白破-Hib联合疫苗*	百白破-IPV-Hib联合疫苗*	狂犬病疫苗
1.5月龄		1	基础免疫接种3剂,间隔4~8周															
2月龄		1															1	
3月龄		2														1	2	
4月龄		3	4													2	3	
5月龄																3		
6月龄	1~2				每年接种1剂			儿童型 间隔4周接种2剂			同隔1个月接种2剂	8~17月龄接种1剂						
8月龄							1											
12月龄		4²																
18月龄													2或3剂⁵		1~3剂	4	4	
2岁	3						2											
3岁																		
4岁																		
5岁	4																	
6岁				1														
12岁						0,1,6个月各1剂		成人型 1剂	0,7,28天各接种1剂									
13岁							间隔1~2月接种2剂											
16岁										0,1,6个月各1剂								
18岁														2剂⁶				
19岁																		暴露前接种剂:暴露前接种3剂;暴露后按照4针法或5针法接种(接种无年龄限制)⁷
≥20岁																		

注:
1. 标有 * 的疫苗可替代第一类疫苗。
2. 原则上,第二类疫苗按照疫苗说明书和《上海市预防接种工作规范》等进行接种。
3. 乙脑灭活疫苗,第1,2剂接种间隔7~10天。
4. 13价肺炎结合疫苗基础免疫在2,4,6月龄各接种1剂,加强免疫在12~15月龄接种1剂。基础免疫最早可在6周龄开始接种,之后各剂间隔4~8周。
5. 水痘疫苗,补种时,≤12周岁2剂次同隔3个月;≥13周岁同隔≥2个月;2018年8月1日起上海市疾控中心宣布:居住地在上海,并且2014年8月1日及以后出生的宝宝可免费接种水痘疫苗,接种共2剂,12月龄和4周岁各接种1剂。
6. AC群结合流脑疫苗,不同厂家生产的疫苗初免月龄和免疫接种剂次不同,按厂家疫苗说明书接种。
7. 狂犬病疫苗:暴露前预防:第0,7,21天或28天各接种1剂;暴露后预防:根据厂家说明书采取四针法(第0天各2剂,第7,21天各1剂)或五针法(第0,3,7,14,28天各1剂)。

附录四
常用儿童"健康标准"这样算

儿科常用年龄分期

从卵子和精子结合到小儿出生统称胎儿期。

胎龄满 28 周到出生后 7 天称围产期。

从胎儿出生后脐带结扎起至出生后 28 天内称新生儿期。

从出生到 1 周岁称婴儿期。

1 岁至满 3 岁前称幼儿期。

3~6 岁为学龄前期。

6~7 岁到 12~14 岁为学龄期。

男孩从 13~14 岁到 18~20 岁,女孩从 11~12 岁到 17~18 岁为青春期。

儿科常用药物计算公式

(1) 按体重计算: 每次或日给药剂量＝体重(千克)×毫克(克)/千克。

(2) 按年龄计算: 给药剂量＝年龄×毫克(克)/岁。

(3) 按体表面积计算: ①小于 30 千克小儿的体表面积(平方米)＝体重(千克)×0.35＋0.1;②大于 30 千克小儿的体表面积(平方米)＝[体重(千克)－30]×0.02＋1.05。

年龄	剂　量	年龄	剂　　量
出生～1 个月	成人剂量的 1/18～1/14	4～6 岁	成人剂量的 1/3～2/5
1～6 个月	成人剂量的 1/14～1/7	6～9 岁	成人剂量的 2/5～1/2
6～12 个月	成人剂量的 1/7～1/5	9～14 岁	成人剂量的 1/2～2/3
1～2 岁	成人剂量的 1/5～1/4	14～18 岁	成人剂量的 2/3～全量
2～4 岁	成人剂量的 1/4～1/3		

注：该表仅供参考，使用时应根据患者的体质、病情及药理作用的强弱和不良反应的轻重等具体情况斟酌决定。

不同年龄段正常尿量标准

正常婴儿每日排尿量为 400～500 毫升，幼儿为 500～600 毫升，学龄前儿童为 600～800 毫升，学龄儿童为 800～1 400 毫升，新生儿出生后 48 小时的正常尿量为 1～3 毫升/千克。

新生儿尿量每小时＜1.0 毫升/千克为少尿，每小时＜0.5 毫升/千克为无尿。学龄儿童每日排尿少于 400 毫升，学龄前儿童少于 300 毫升，婴幼儿少于 200 毫升，为少尿；每日尿量少于 30～50 毫升为无尿。

不同年龄段正常呼吸、脉搏（次/分钟）数值

年龄	呼吸	脉搏	年龄	呼吸	脉搏
新生儿	40～50	120～140	4～7 岁	20～25	80～100
＜1 岁	30～40	110～130	8～11 岁	18～20	70～90
1～3 岁	25～30	100～120			

脱水程度一览表

脱水程度分为轻度、中度、重度。当孩子是轻度、中度脱水时，家长可以给孩子口服补液盐。若孩子出现重度脱水的情况，须及时就医诊疗，这时往往需要紧急静脉输液以防止孩子出现休克等严重情况。

「志玲博士」
帮你越过儿童用药的 28 个雷区

● 儿童脱水程度一览表

脱水程度	轻度	中度	重度
丢失体液(%)	≤5%	>5%～10%	>10%
精神状态	稍差	萎靡或烦躁不安	嗜睡～昏迷
皮肤弹性	尚可	差	极差
黏膜	稍干燥	干燥	明显干燥
前囟、眼窝	稍有凹陷	凹陷	明显凹陷
肢端	尚温暖	稍凉	凉或发绀
尿量	稍减少	明显减少	无尿
脉搏	正常	增快	明显增快且弱
血压	正常	正常或稍降	降低、休克

常用儿童「健康标准」这样算

附录五

部分含西药的中成药（儿童如果用到需警惕其含有的西药成分）

品名	含西药成分
小儿解热栓	安乃近
婴儿散胶囊	碳酸氢钠
复方鹧鸪菜散	盐酸左旋咪唑
临江风药	对乙酰氨基酚
龙牡壮骨颗粒	维生素 D_2、葡萄糖酸钙
小儿止咳糖浆	氯化铵
复方小儿退热栓	对乙酰氨基酚
鼻舒适片	马来酸氯苯那敏
鼻炎康片	马来酸氯苯那敏
复方鼻炎膏	盐酸麻黄碱、盐酸苯海拉明
咳痰净散	咖啡因
维 C 银翘片	对乙酰氨基酚、马来酸氯苯那敏、维生素 C
速感康胶囊	对乙酰氨基酚、马来酸氯苯那敏、维生素 C
感冒清片（胶囊）	对乙酰氨基酚、马来酸氯苯那敏、盐酸吗啉胍
菊兰抗流感片	乙酰水杨酸
银菊清解片	对乙酰氨基酚、马来酸氯苯那敏
抗感灵片	对乙酰氨基酚
感冒安片	对乙酰氨基酚、马来酸氯苯那敏、咖啡因
健脾生血颗粒	硫酸亚铁
咳喘膏	盐酸异丙嗪
化痰平喘片	盐酸异丙嗪
新癀片	吲哚美辛

以上只是部分含西药的中成药,在这里列出来只是为了提醒避免药物使用过量,不代表作者推荐使用这些药物。

要留意看说明书上的药物成分,避免多种药物含相同成分导致过量。无论是中成药还是化学药,在使用之前都应该衡量风险与获益,必要时咨询医生或药师,在利大于弊时才使用。

部分含西药的中成药(儿童如果用到需警惕其含有的西药成分)